家庭保健必备手册

心脑血管疾病中医食养方

主 编 柴瑞震

江西科学技术出版社

图书在版编目（CIP）数据

心脑血管疾病中医食养方 / 柴瑞震主编. -- 南昌：江西科学技术出版社，2014.1（2025.10重印）

ISBN 978-7-5390-4895-6

Ⅰ.①心…　Ⅱ.①柴…　Ⅲ.①心脏血管疾病—食物疗法 ②脑血管疾病—食物疗法　Ⅳ.①R247.1

中国版本图书馆CIP数据核字（2013）第283086号

心脑血管疾病中医食养方

柴瑞震　主编

XINNAOXUEGUAN JIBING ZHONGYI SHIYANGFANG

出版 发行	江西科学技术出版社
社址	南昌市蓼洲街2号附1号
	邮编：330009　电话：（0791）86623491　86639342（传真）
印刷	唐山楠萍印务有限公司
经销	各地新华书店
开本	710 mm × 1000 mm　1/16
字数	160千字
印张	8
版次	2014年1月第1版
印次	2025年10月第4次印刷
书号	ISBN 978-7-5390-4895-6
定价	49.00元

国际互联网（Internet）地址：http://www.jxkjcbs.com

选题序号：ZK2013155　　　赣版权登字：-03-2013-190

责任编辑：宋　涛　　　装帧设计：春浅浅

版权所有　侵权必究

（赣科版图书凡属印装错误，可向承印厂调换）

目 录 CONTENTS

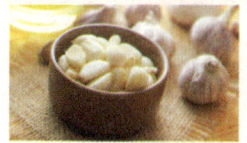
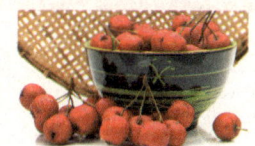
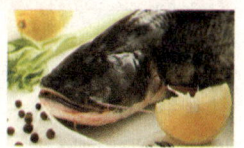

Part 1 | 常见心血管疾病中医食养方

冠心病

发病原因 010
早期症状 010
发病症状 010
急救措施 010
预防方法 011
饮食建议 011

对冠心病有食疗作用的菜例

玉米炒葡萄干 012
荠菜粥 012
桂圆山药红枣汤 013
核桃仁红米粥 013

防治冠心病的药茶

玫瑰香附茶 014
大蒜金银花茶 014

防治冠心病的简易按摩法

按摩极泉穴 015
按摩内关穴 015

高血压

发病原因 016
早期症状 016
发病症状 016
急救措施 016
预防方法 017
饮食建议 017

对高血压有食疗作用的菜例

海带白菜豆腐汤 018
黑白木耳炒芹菜 018
西瓜葡萄柚汁 019
当归白术鲤鱼汤 019

防治高血压的药茶

三七绿茶 020
杞菊饮 020

防治高血压的简易按摩法

按摩阳溪穴 021
按摩涌泉穴 021

心绞痛

发病原因 022
早期症状 022
发病症状 022
急救措施 022
预防方法 023
饮食建议 023

对心绞痛有食疗作用的菜例

陈醋黑木耳 024
清炒西蓝花 024

当归党参红枣鸡汤..................025
桂枝红枣猪心汤..................025
防治心绞痛的药茶
莲子桂花饮......................026
养心安神茶......................026
防治心绞痛的简易按摩法
按摩少冲穴......................027
按摩至阳穴......................027

心律失常
发病原因....................028
早期症状....................028
发病症状....................028
急救措施....................028
预防方法....................029
饮食建议....................029

对心律失常有食疗作用的菜例
珍珠香菇........................030
薏米杏仁粥......................030
鲜莲排骨汤......................031
丹参三七炖鸡....................031
防治心律失常的药茶
苦参茶..........................032
酸枣仁莲子茶....................032
防治心律失常的简易按摩法
按摩神门穴......................033
按摩内关、尺泽穴................033

高脂血症
发病原因....................034
早期症状....................034
发病症状....................034
急救措施....................034
预防方法....................035
饮食建议....................035

对高脂血症有食疗作用的菜例
松仁玉米........................036
茄子炒土豆......................036
猪骨黄豆丹参汤..................037
苦瓜黄豆排骨汤..................037
防治高脂血症的药茶
乌梅山楂祛脂茶..................038
冬瓜玉米须饮....................038
防治高脂血症的简易按摩法
按摩中脘、气海穴................039
按摩内关穴......................039

心肌炎
发病原因....................040
早期症状....................040
发病症状....................040
急救措施....................040
预防方法....................041
饮食建议....................041

对心肌炎有食疗作用的菜例
绿豆酿莲藕......................042
珍珠菌烧海参....................042
金橘柠檬汁......................043
五味粥..........................043
防治心肌炎的药茶
蜂蜜红花茶......................044
川芎肉桂姜茶....................044

防治心肌炎的简易按摩法
按摩心俞穴 045
按摩内关穴 045

风湿性心脏病

发病原因 046
早期症状 046
发病症状 046
急救措施 046
预防方法 047

饮食建议 047

对风湿性心脏病有食疗作用的菜例
蛤蜊拌菠菜 048
天麻苦瓜酿肉 048

防治风湿性心脏病的药茶
决明子苦丁茶 049
丹参赤芍生地饮 049

防治风湿性心脏病的简易按摩法
按摩少府穴 050
按摩大陵穴 050

Part 2 | 常见脑血管疾病中医食养方

脑卒中

发病原因 052
早期症状 052
发病症状 052
急救措施 052
预防方法 053
饮食建议 053

对脑卒中有食疗作用的菜例
豆角炒牛柳 054
一品菠菜 054
人参红枣粥 055
黄芪山药鲫鱼汤 055

防治脑卒中的药茶
赤芍菊花茶 056
柴胡菊花枸杞茶 056

防治脑卒中的简易按摩法
按摩百会穴 057
按摩足三里穴 057

脑供血不足

发病原因 058
早期症状 058
发病症状 058
急救措施 058
预防方法 059
饮食建议 059

对脑供血不足有食疗作用的菜例
浓汤娃娃菜 060
土豆丝粉条 060
山楂冰糖羹 061

冬瓜银杏姜粥 061
防治脑供血不足的药茶
麦芽山楂饮 062
三七丹参茶 062
防治脑供血不足的简易按摩法
按摩太阳穴 063
按摩风池穴 063

脑血管硬化

发病原因 064
早期症状 064
发病症状 064
急救措施 064
预防方法 065
饮食建议 065

对脑血管硬化有食疗作用的菜例
山药炒胡萝卜 066
金针菇荷兰豆 066
赤芍鳝鱼汤 067
山楂郁李仁粥 067
防治脑血管硬化的药茶
山楂决明茶 068
菊花决明饮 068
防治脑血管硬化的简易按摩法
按摩太阳穴 069
按摩风池穴 069

脑血管栓塞

发病原因 070
早期症状 070
发病症状 070
急救措施 070
预防方法 071
饮食建议 071

对脑血管栓塞有食疗作用的菜例
海带海藻瘦肉汤 072
核桃仁猪蹄汤 072
西红柿双芹汁 073
山楂苹果羹 073
防治脑血管栓塞的药茶
枸杞菊花茶 074
黄芪玄参茶 074
防治脑血管栓塞的简易按摩法
按摩太白穴 075
按摩听宫穴 075

脑血管扩张

发病原因 076
早期症状 076
发病症状 076
急救措施 076
预防方法 077
饮食建议 077

对脑血管扩张有食疗作用的菜例
葡萄哈密瓜牛奶 078
风味炒茄丁 078
防治脑血管扩张的药茶
防风苦参饮 079
菊花山楂赤芍饮 079
防治脑血管扩张的简易按摩法
按摩印堂穴 080
按摩丝竹空穴 080

Part 3 | 25种保护血管的食材

大麦
大麦茶 082
薏米
薏米麦仁粥 083
黑豆
桂圆黑豆姜丝粥 084
黄豆
芥蓝拌黄豆 085
马齿苋
凉拌马齿苋 086
洋葱
洋葱炒土豆 087
胡萝卜
胡萝卜烩木耳 088
红薯
红薯小米粥 089
南瓜
蒸南瓜 090

茄子
蒜香茄子 091
黑木耳
黑木耳拌腐竹 092
香菇
香菇菜心 093
西瓜
西瓜玉米粥 094
苹果
香甜苹果粥 095
香蕉
香蕉菠萝薏米粥 096
柠檬
柠檬西芹橘子汁 097
葡萄
葡萄茉莉糯米粥 098
红枣
红枣茄子粥 099

桑葚
桑葚猕猴桃奶 100
葡萄柚
葡萄柚汁 101
乌鸡
红枣乌鸡腿粥 102
鹌鹑
鹌鹑粥 103
橄榄油
牛肉煎饼 104
黑芝麻
芋头芝麻粥 105
核桃仁
核桃冰糖炖梨 106

Part 4 | 21种保护血管的中药材

人参
人参红枣茶 108
西洋参
西洋参大米粥 109
黄芪
黄芪小麦粥 110
丹参
丹参首乌茶 111

红花
红花煮鸡蛋 112
当归
当归山楂汤 113
枳实
枳实金针河粉 114
银杏
银杏炖鹧鸪 115

川芎
川芎白芷鱼头汤 116
葛根
葛根猪肉汤 117
杜仲
杜仲牛肉 118
夏枯草
玫瑰夏枯草茶 119

决明子
决明肝苋汤 120

石决明
石决明小米瘦肉粥 121

水蛭
水蛭祛瘀酒 122

天麻
天麻川芎枣仁茶 123

三七
三七粉粥 124

山楂
山楂绿茶饮 125

绞股蓝
绞股蓝养血茶 126

薤白
田七薤白鸡肉汤 127

赤芍
赤芍银耳饮 128

常见心血管疾病中医食养方

◎ 在心血管疾病患者中，通常以体型肥胖者居多，他们中的大多数人不宜进行较剧烈的运动，所以要想康复，除了药物治疗外，还需要配合中医疗养方法。本章从疾病的发病原因、症状、急救措施等方面展开了详细的阐述，还介绍了对症的食疗菜例、药茶以及简易按摩法。要想拥有健康的体魄，先从对"心"的保养开始。

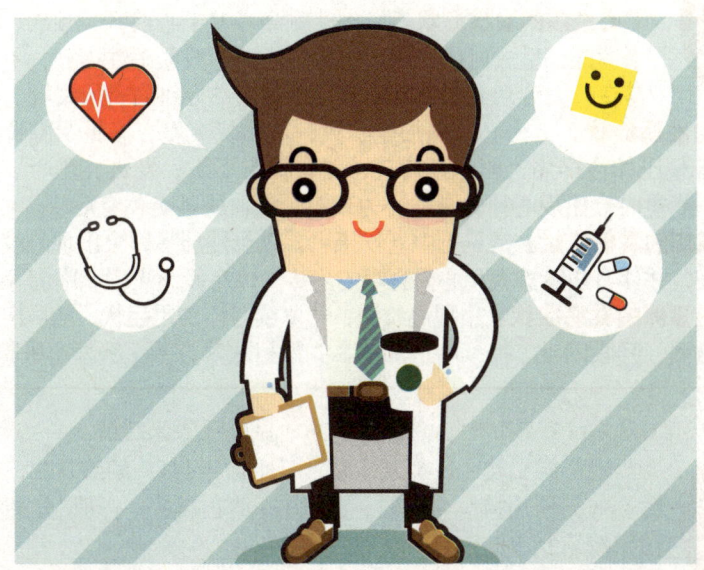

冠心病

发病原因

冠心病，又称为冠状动脉性心脏病，是指由于脂质代谢不正常，致使血液中的一些类似粥样的脂质物质逐渐沉积，并堆积在原本光滑的动脉内膜上，从而形成白色斑块，这种白色斑块被称为动脉粥样硬化病变。这些斑块渐渐增多，就会造成动脉腔狭窄，使血流受阻，引发心脏缺血，产生心绞痛，进而导致冠心病。

早期症状

①劳累或精神紧张时，胸骨后或心前区会有闷痛、紧缩样疼痛感，并向左肩、左上臂蔓延，持续3～5分钟，可自行缓解。
②劳动、饱餐、受冷后会出现胸闷、心悸、气短等症状，休息后可自行缓解。
③白天平卧或夜晚熟睡时，会突发胸痛、心悸、呼吸困难等情况，需立即坐起或站立方能缓解。
④睡眠时枕头过低，会感到胸闷、憋气，需要高枕卧位方能缓解。

发病症状

世界卫生组织（WHO）将冠心病分为4类：心绞痛、心肌梗死、缺血性心肌病、原发性心脏骤停（心脏性猝死）。
①**心绞痛的发病症状**。发作性胸痛多发于心前区、颈部、咽部或下颌部，呈放射状，出现闷胀、压迫感或紧缩性疼痛，不尖锐，常在体力劳动或情绪激动时发作，3～5分钟后有所缓解。
②**心肌梗死的发病症状**。常由心绞痛加剧所致，或症状突发，多见于胸骨后、心前区或上腹部呈压榨性疼痛，剧烈且持久，伴有神志不清、发热、恶心、呕吐、腹胀等症状，严重时会出现心律失常、心力衰竭、低血压甚至休克症状。
③**缺血性心肌病的发病症状**。常见于中老年患者，以男性居多，会出现心绞痛、劳累性呼吸困难，并伴有心脏扩大和心力衰竭的趋势，伴有疲乏无力、虚弱等症状。
④**原发性心脏骤停的发病症状**。出现心绞痛、气急或心悸加重症状，随后出现长时间心绞痛或胸痛、呼吸困难、持续心跳加速、头晕目眩等，甚至突发心脏骤停。

急救措施

①病发症状较轻时，可通过休息、调整呼吸来缓解。
②当冠心病引起心绞痛发作时，可于舌下含1片硝酸甘油，1～2分钟奏效，作用持续半小时；或含1片消心痛片，一般5分钟奏效，作用持续2小时。
③如冠心病突发心脏骤停，在心跳、呼吸停止后的4分钟是急救的关键时间，否则脑细胞可因严重缺血、缺氧而坏死。

预防方法

◎ **保持良好的生活习惯**。早睡早起，避免熬夜，保证足够的睡眠时间，在临睡前不看紧张、恐怖的小说和电视，不刷手机，不喝浓茶、咖啡。

◎ **积极控制情绪**。保持身心愉快，忌暴怒、恐慌、过度欣喜或悲伤，保持积极、乐观的心态。

◎ **远离烟酒**。吸烟是造成心肌梗死、脑卒中的重要因素之一，应绝对戒烟；可少量饮啤酒、黄酒、葡萄酒等低度酒，有助于促进血脉流通，调和气血，但应忌饮烈性酒。

◎ **劳逸结合，运动适宜**。避免进行过重的体力劳动或突然用力；饱餐后不宜运动；运动时应根据自身条件选择运动形式，如打太极拳、打乒乓球、练健身操等，要量力而行，使全身气血流通，减轻心脏负担。

◎ **积极检查身体情况**。到了一定年纪，身体各项机能会逐渐下降，除了多进行自我检查外，也要定期到医院进行体检，做好疾病预防工作，以免疾病突发而手足无措。

饮食建议

◎ 膳食纤维能促进胆酸从粪便中排出，减少胆固醇在体内生成，对肠胃的消化和吸收有益。因此，在防治冠心病患者的膳食中应增加膳食纤维的摄入。

◎ 适量补充维生素，对冠心病患者的身体调节有积极作用。

◎ 适当补充钙、镁、钾、钠、铜、铬、碘等矿物质，对减缓或阻止动脉粥样硬化、缓解病情有益。

◎ 碳水化合物摄入过多可造成热量超标，使血脂升高，导致肥胖，因此要严格控制碳水化合物的摄入量，远离高糖饮食。

◎ 长期食用大量脂肪易引起动脉硬化，可采用多不饱和脂肪酸、饱和脂肪酸、单不饱和脂肪酸1∶1∶1的比例作为脂肪摄入的标准。

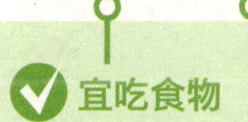

宜吃食物

菜心、芹菜、莲藕、莴笋、芦笋、冬瓜、豆角、茄子、西葫芦、包菜、茼蒿、草菇、马蹄、豆芽、小米、燕麦、大麦、山药、豌豆

忌吃食物

螃蟹、蛤蜊、动物内脏、肥肉、墨鱼、鳗鱼、鱿鱼、猪油、蛋黄、甜点、奶油、浓茶、咖啡

>> 对冠心病有食疗作用的菜例

食疗菜例 玉米炒葡萄干

- **材料** 玉米粒200克,红椒片20克,葡萄干20克,冬瓜150克

 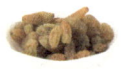 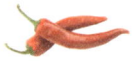

- **调料** 盐3克
- **做法**

① 葡萄干洗净备用；水入锅烧开,放入洗净的玉米粒焯熟后,沥干备用。
② 冬瓜去皮、籽,洗净,切丁,入锅滑炒片刻,入其余诸料,加盐炒入味即可。

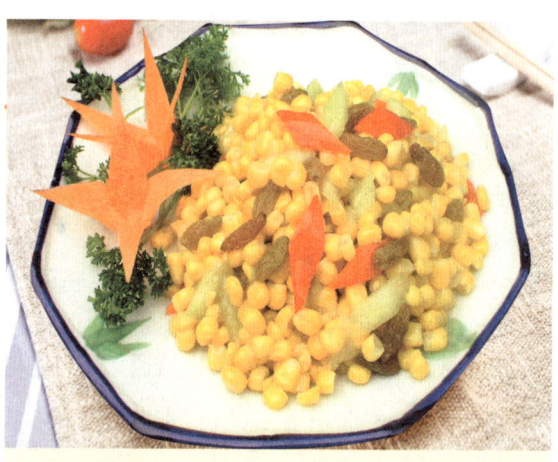

- **食疗原理**

玉米富含亚油酸,能降低人体内胆固醇含量,从而减少动脉硬化的发生风险；葡萄对预防心脑血管病有积极作用。本菜品适于冠心病、心绞痛患者食用。

食疗菜例 荠菜粥

- **材料** 鲜荠菜90克,粳米100克

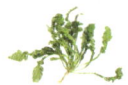

- **调料** 盐适量
- **做法**

① 将鲜荠菜择洗干净,切成2厘米长的段。
② 将粳米淘洗干净,放入锅内,加适量水,煮至将熟。
③ 把切好的荠菜放入锅内,用小火煮至熟,以盐调味即可。

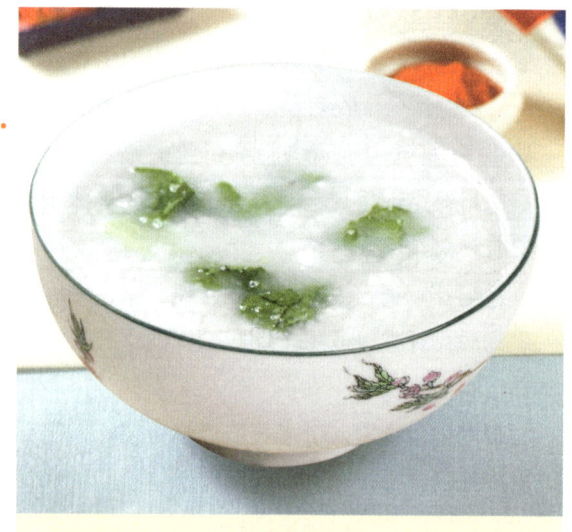

- **食疗原理**

荠菜中所含的总黄酮有增加冠脉血流量、抗心肌梗死的作用；粳米可帮助预防动脉硬化等心血管疾病。冠心病患者经常食用此粥,可预防心肌梗死。

桂圆山药红枣汤

● **材料** 桂圆肉100克，新鲜山药150克，红枣6枚

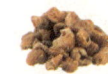 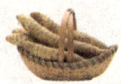 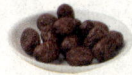

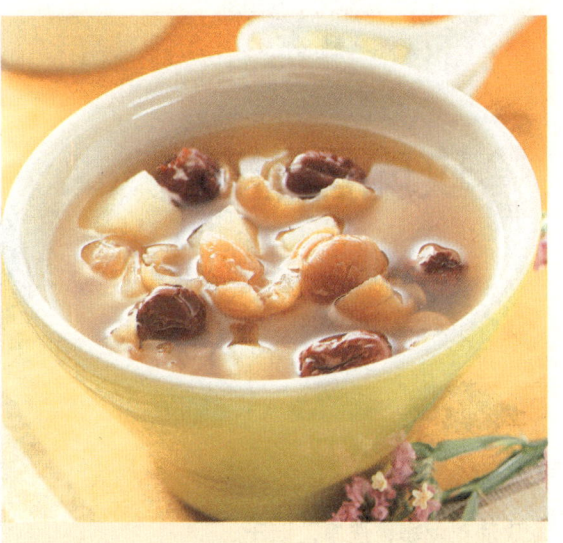

● **做法**

① 山药削皮，洗净，切小块；红枣洗净。
② 锅中加1500毫升水煮开，加入山药煮沸，再下红枣。
③ 待山药熟透、红枣松软，将桂圆肉剥散加入。
④ 待桂圆的香甜味渗入汤中时，即可熄火，可酌加冰糖提味。

● **食疗原理**

桂圆含有丰富的葡萄糖、蔗糖、矿物质元素、烟酸，有活血化瘀的作用；山药富含的镁元素对心血管系统有很好的保护作用。冠心病引起的心绞痛及心悸患者可以经常食用此汤。

核桃仁红米粥

● **材料** 核桃仁20克，红米80克，枸杞子少许，红糖少量

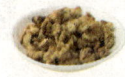 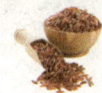 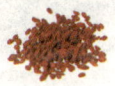

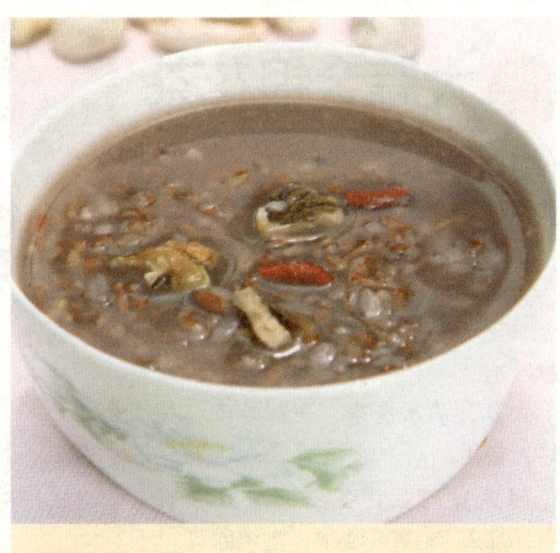

● **做法**

① 红米淘洗干净，置于冷水中泡发半小时后捞出，沥干水分；核桃仁洗净；枸杞子洗净，备用。
② 锅置火上，倒入清水，放入红米煮至米粒开花。
③ 加入核桃仁、枸杞子同煮至浓稠状，调入红糖拌匀即可。

● **食疗原理**

核桃仁中富含的纤维素、胆酸，有降低胆固醇的作用，适宜心脑血管病患者食用；适量食用红米对病患有补养功效。冠心病患者可以经常食用此粥，有利于缓解胸痛、心跳加速等症状。

防治冠心病的药茶

玫瑰香附茶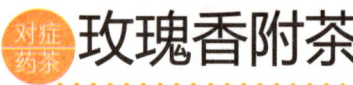

● **材料** 香附10克，玫瑰花、柴胡各5克，冰糖少许

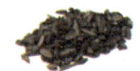 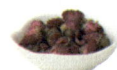 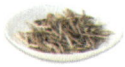

● **做法**
① 玫瑰花剥瓣，洗净，沥干。
② 香附、柴胡以清水冲净，加700毫升水熬煮约5分钟，滤渣，留汁。
③ 将药汁再烧热，入花瓣，加冰糖，搅拌均匀，待冰糖全部溶化且药汁变黏稠时，搅拌均匀即可。

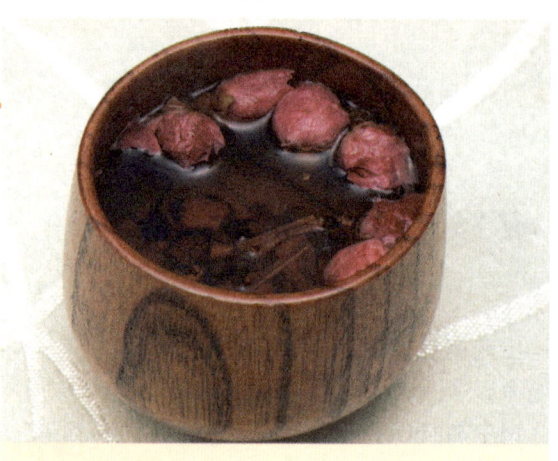

● **食疗原理**
香附有理气解郁、调经止痛的功效，对冠心病的心前区闷痛、心绞痛有一定的缓解作用。此茶可活血散瘀，有利于缓解冠心病、心肌病症状。

大蒜金银花茶

● **材料** 大蒜30克，金银花10克

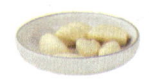 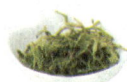

● **做法**
① 大蒜用清水洗净，去掉外皮，捣烂，备用。
② 将大蒜与金银花一起放入茶杯中，加入700毫升清水，煮沸即可。
③ 可当茶饮，一日饮一剂。

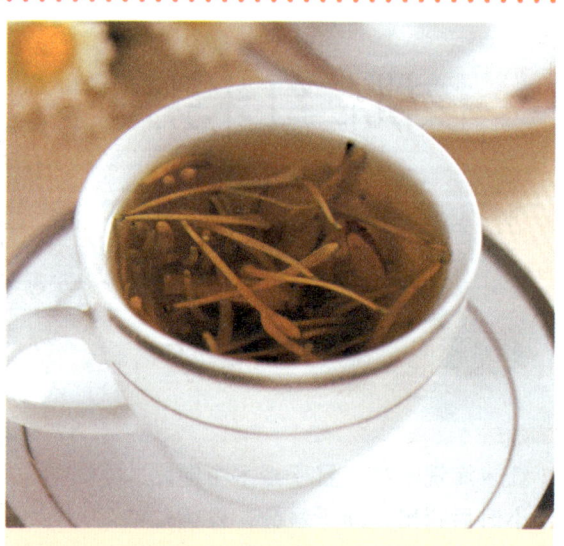

● **食疗原理**
金银花有清热解毒的功效，对冠心病的发热、便秘等症有一定的缓解作用；大蒜中的大蒜素可缓解动脉粥样硬化。冠心病发热患者常饮此茶，可缓解症状。

>> 防治冠心病的简易按摩法

对症按摩 按摩极泉穴

【取穴方法】将手臂向上举，在腋窝中央的最凹处，可以摸到腋动脉搏动的地方，即为极泉穴。

【按摩方法】用食指指腹按压极泉穴5分钟，再换另一侧，继续按压5分钟。

【按摩功效】按压极泉穴有助于宽胸宁神，能缓解冠心病的心悸症状。

【注意事项】按压至手感麻木为宜。

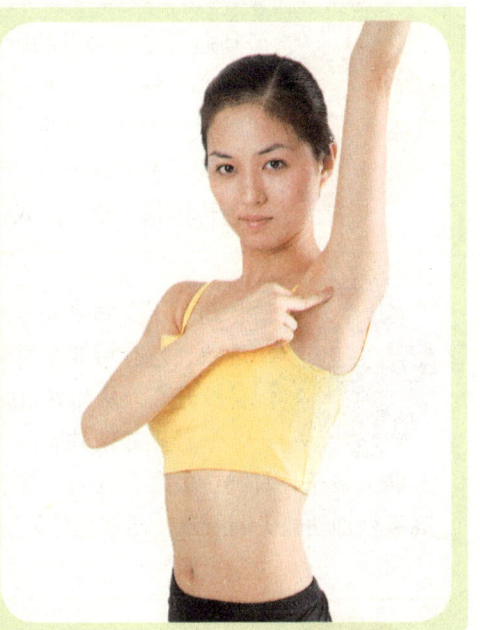

对症按摩 按摩内关穴

【取穴方法】腕横纹上2寸，掌长肌腱与桡侧腕屈肌腱之间的位置，即内关穴。

【按摩方法】用拇指指腹按压内关穴，或用木槌叩击内关穴，左右手交替进行，每次2分钟。

【按摩功效】按压内关穴能起到宁心安神、理气止痛的作用，有助于缓解冠心病引起的心绞痛、胸闷、气短等不适症状。

【注意事项】力度要适中，以不感到肢体疼痛为宜。

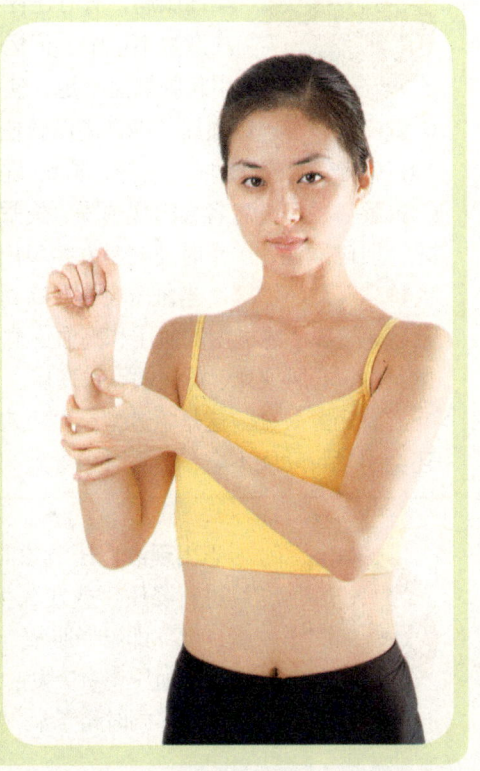

高血压

发病原因

高血压是一种以动脉血压持续升高为主要表现的慢性疾病，常伴有心、脑、肾、视网膜等器官功能性或者器质性改变以及脂肪和糖代谢紊乱等现象。该病症成因复杂，可能因机体内受到长期反复的不良刺激而导致大脑皮质功能失调、内分泌失调、肾缺血、遗传因素、食盐摄入过量、胰岛素抵抗等多种因素影响而引发。

早期症状

①高血压发病早期多无明显症状，仅在体检时会发现血压增高的现象，这有可能是暂时性增高，但随着病情的不断发展，血压会持续升高，从而导致脏器受累。

②平日里如精神紧张、情绪激动或过度劳累时，患者可有头晕、头痛、眼花、耳鸣、失眠、乏力、注意力不集中等症状。这些症状很可能是由于高级精神功能失调所致，通常在休息后稍有缓解。

发病症状

①**头晕、头痛**。表现为头部沉闷、不适，伴有持续性钝痛或搏动性胀痛，有时还伴有恶心、呕吐症状。长此以往，还会导致注意力不集中、记忆力减退等症状，这有可能是因长期高血压引起脑供血不足，使头部血管产生反射性强烈收缩所致。

②**胸闷、心悸**。因血压长期升高而致使左心室扩张或心肌肥厚，从而加重心脏负担，患者就会感到胸闷、心悸，长此以往，还有可能导致心肌缺血、心律失常等症。

③**失眠、易怒**。患者会出现烦躁、失眠、易怒、易激动等症状，继而导致肢体麻木、肌肉酸痛，严重时还容易发生鼻出血。

④**神志不清、抽搐**。当血压突然升高到一定程度时，患者可出现神志不清、抽搐等症状，这属于急进型高血压和高血压危重症的表现。若不及时救治，严重时可导致脑卒中、心肌梗死、肾衰竭等并发症。

⑤**蛋白尿、血尿**。这是急进型高血压的表现，因血压突然明显升高所致。此外，还会引发肾功能不全，严重时可导致高血压脑病、尿毒症等疾病。

急救措施

①当出现高血压危象时，应迅速选用有效的降压药，如复方降压片进行降压，或在医生的指导下加服利尿剂。对于意识模糊的患者，要立即给予吸氧，并及时送往医院救治。

②当高血压患者突发心绞痛时，应立即让患者静息，在舌下含1片硝酸甘油，同时给予氧气吸入，如不能缓解，应及时送往医院救治。

预防方法

◎ **经常量血压**。日常生活中对血压的控制很重要，无论是否为高血压患者，定期进行血压检查，都是有效预防或控制高血压的关键措施。

◎ **坚持多运动**。坚持多运动，对降低血压、改善糖代谢都是非常有益的。每天要坚持运动30分钟左右，每周坚持1次以上的有氧运动，如散步、慢跑、骑自行车、游泳、跳操、跳舞等。但要避免如举重、俯卧撑等锻炼肌肉的运动，以免血压突然升高。

◎ **保持心情愉悦**。注意调节心情，适当减轻压力，多呼吸新鲜空气，或寻求专业医生的心理辅导，否则长期大量负面情绪积压，也会增加患病风险。

◎ **保持良好的作息习惯**。不熬夜，养成早睡早起的好习惯，保证充足的睡眠。

◎ **限制饮酒**。长期大量饮酒、嗜酒都很容易导致血压升高，因此要避免大量饮酒。男性每日酒精摄入量控制在25克以内，女性控制在15克以内。

◎ **戒烟**。吸烟容易导致血管内皮损害，增加发生动脉粥样硬化的风险，危害人们的健康。相比之下，吸二手烟的危害更大。为了自己和家人的健康，应积极戒烟。

饮食建议

◎ 多补充钙、钾元素，有利于钠的排出和增强免疫力。

◎ 补充不饱和脂肪酸，烹调时尽量选用植物油。可多吃海鱼，不仅能使胆固醇氧化，降低血浆胆固醇含量，延长血小板的凝聚时间，防止血栓、脑卒中，还能增加微血管弹性，防止血管破裂。

◎ 适当补充蛋白质，有助于改善血管弹性，增加尿钠排出，有利于降血压。但高血压合并肾功能不全时，应限制蛋白质的摄入。

◎ 超重、肥胖是导致高血压的因素之一，以腹部脂肪堆积为特征的肥胖还会进一步增加高血压的风险，因此应控制体重。

◎ 避免高盐饮食。盐的主要成分是钠，当钠摄入过多时，会使血液中的钠含量增多，导致多余水分滞留在血液中，引起血容量增多，不利于血压控制。

宜吃食物

芦笋、土豆、茄子、玉米、海带、鱼肉、糙米、小米、绿豆、苹果、梨、猕猴桃、香蕉、虾、核桃、大豆、莴笋、芹菜、丝瓜

忌吃食物

五花肉、羊肉、狗肉、红薯、干豆、白萝卜、狗肉、鸡蛋、猪肉、牛奶、腊肉、卤肉、酱菜、糖果、巧克力、白酒

>> 对高血压有食疗作用的菜例

食疗菜例：海带白菜豆腐汤

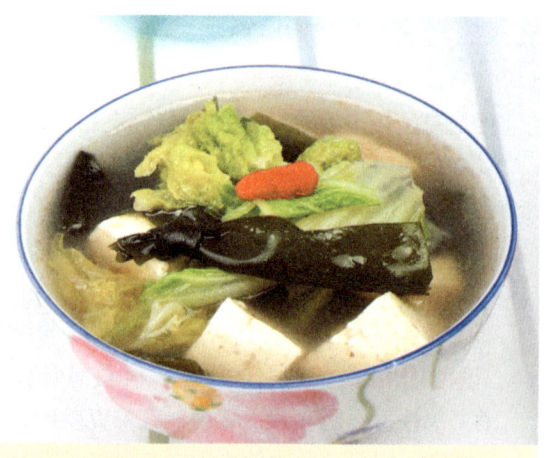

- **材料** 海带结80克，豆腐55克，黄精10克，白菜50克
- **调料** 高汤、盐各少许，香菜3克
- **做法**
  ① 海带结、黄精洗净，备用；白菜、豆腐分别洗净，切块备用。
  ② 黄精入锅，加适量水煲10分钟，取汁备用。
  ③ 炒锅上火加入高汤，下入豆腐、白菜、海带结、备好的药汁，调入盐煲至熟，最后撒入香菜即可。

● 食疗原理

海带中的优质蛋白对心脏病、高血压有防治作用；豆腐可补充蛋白质。本品适合肝肾阴虚型高血压患者食用。

食疗菜例：黑白木耳炒芹菜

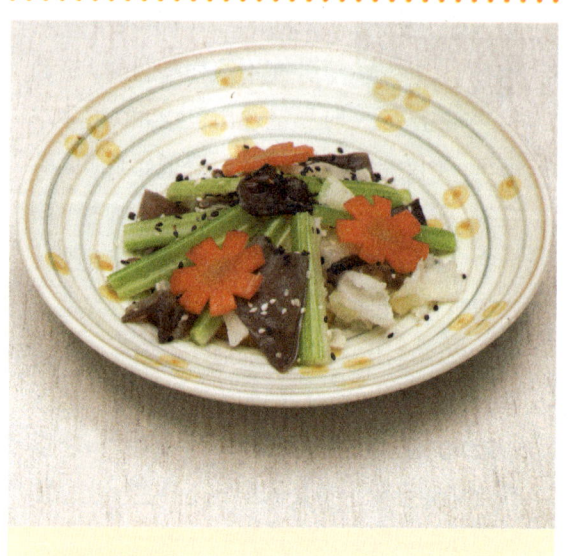

- **材料** 干黑木耳、干白木耳各25克，芹菜茎、胡萝卜、黑白芝麻各适量
- **调料** 姜丝、砂糖、盐香油各适量
- **做法**
  ① 将黑木耳、白木耳用温水泡开、洗净；芹菜洗净切段；胡萝卜洗净切丝；上述材料都用开水焯熟，捞起备用。
  ② 将黑、白芝麻以香油爆香，拌入所有食材并熄火起锅，最后加入盐、糖、姜丝腌制30分钟即可。

● 食疗原理

黑木耳含维生素K，有防治动脉粥样硬化的作用；芹菜中含丰富的维生素P，可加强维生素E的作用，帮助降血压。本品可降压降脂，适合高血压患者食用。

西瓜葡萄柚汁

- **材料** 西瓜150克，芹菜适量，葡萄柚1个

 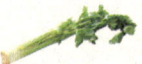 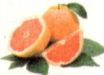

- **调料** 白糖适量
- **做法**
① 西瓜洗净，去皮，去籽；葡萄柚去皮；芹菜去叶，洗净；所有材料均切成适当大小的块。
② 将西瓜、芹菜、葡萄柚放入榨汁机内搅打成汁，滤出果肉。
③ 加入白糖调味即可。

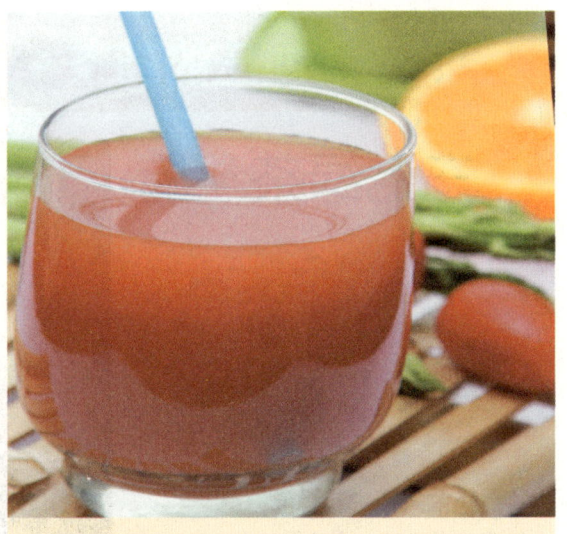

- **食疗原理**
西瓜中含有的钾是维持生命的必需物质，与钠共同作用能调节体内水分平衡；葡萄柚有预防高血压的功效。本品可利尿解暑，降低血压，适合高血压患者食用。

当归白术鲤鱼汤

- **材料** 鲤鱼400克，当归50克，白术20克

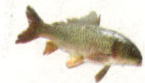 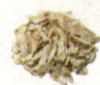

- **调料** 高汤、盐各适量，鸡精3克
- **做法**
① 鲤鱼去鳞、鳃、内脏，洗净，斩块焯水；当归、白术洗净。
② 锅上火，倒入高汤，下入鲤鱼块、当归、白术，调入盐、鸡精烧沸至熟即可。

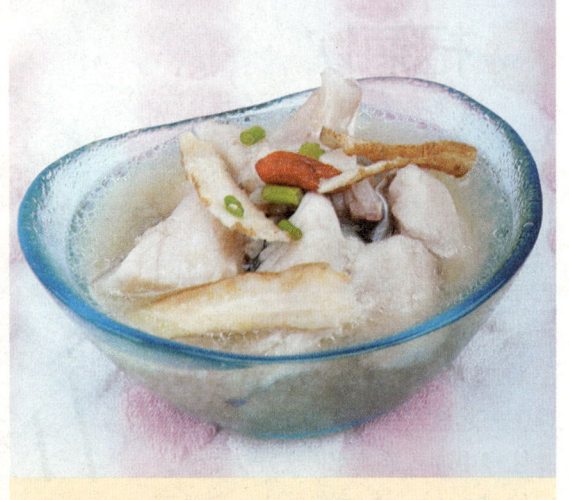

- **食疗原理**
当归可扩张外周血管，降低血压；鲤鱼中含有镁，可使心脏的节律和兴奋传导减弱，有利于减轻高血压症状。高血压患者食用本品有益。

>> 防治高血压的药茶

对症药茶 三七绿茶
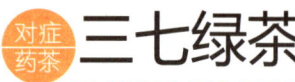

● **材料** 绿茶3克，三七花3克

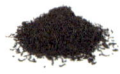

● **做法**
① 将绿茶放入杯中。
② 将三七花洗净，放入杯中。
③ 往杯中倒入沸水，进行冲泡，静置3分钟后即可饮用。

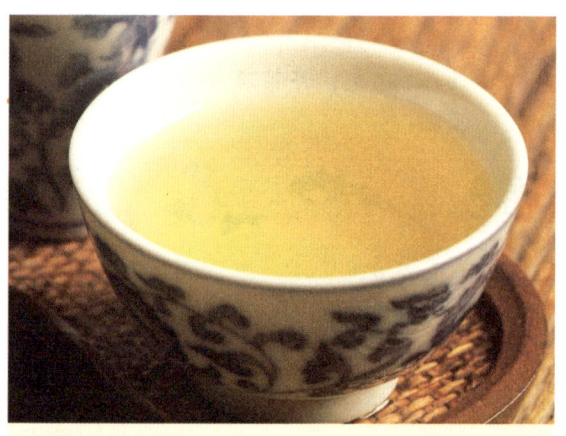

● **食疗原理**
三七中的三七总苷可抑制血栓形成，抗血小板聚集，能降低动脉压，明显减少心肌的耗氧量，对高血压有一定的缓解作用。本品是高血压患者的一道健康茶饮。

对症药茶 杞菊饮
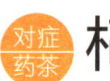

● **材料** 枸杞子10克，杭菊花5朵

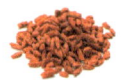 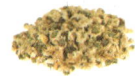

● **做法**
① 将准备好的枸杞子、杭菊花洗净，一起放入保温杯中。
② 往杯中冲入沸水400毫升，加盖，闷约15分钟，再过滤去渣，取汁即可饮用。

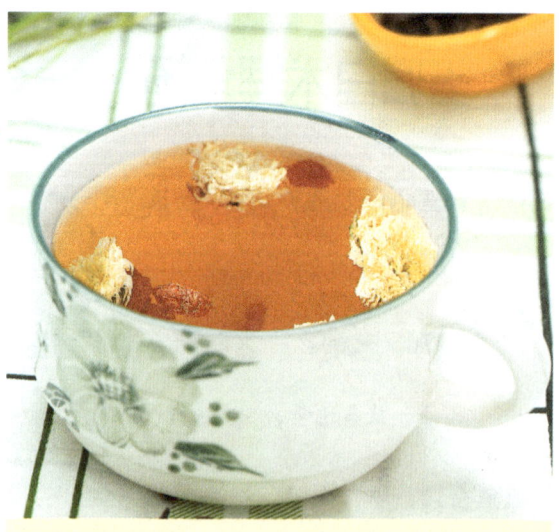

● **食疗原理**
枸杞子是滋肾、润肺的高级补品，能缓解高血压所致的头晕、失眠等症；菊花对高血压的病症有一定的减轻作用。常饮用本品对高血压所引起的不适症状有减轻的作用。

防治高血压的简易按摩法

按摩阳溪穴

【取穴方法】将拇指向上翘起，顺着拇指背侧找到腕横纹处，在两条肌腱之间的凹陷处，即为阳溪穴。

【按摩方法】用一只手的拇指指腹用力按压另一只手的阳溪穴1分钟，另一侧以同样的方法操作。

【按摩功效】按摩阳溪穴有助于清热散风、通利关节、缓解疲劳等，能有效缓解高血压症状。

【注意事项】按压时，不可损伤皮肤。

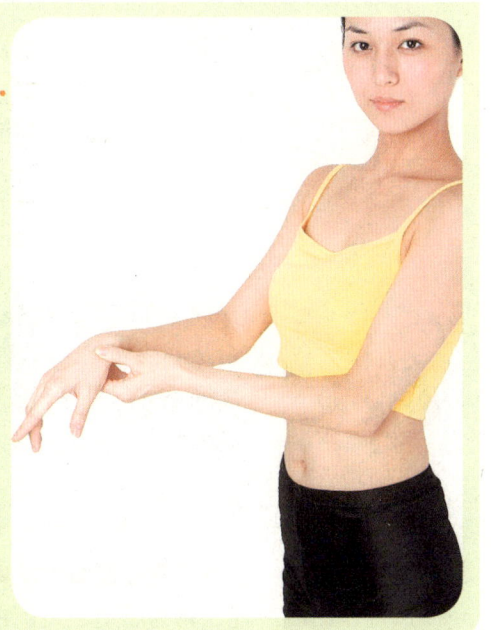

按摩涌泉穴

【取穴方法】将脚趾弯曲，足底最凹陷处即为涌泉穴；或在脚掌（去掉脚趾）做一平分左右的正中线，将该线三等分，前1/3与后2/3交点处即为涌泉穴。

【按摩方法】将单手食指、中指、无名指并拢，用三指指腹按压涌泉穴。对侧以同样的方法操作。

【按摩功效】按压涌泉穴有苏厥开窍、滋阴散风的作用，有助于缓解高血压症状。

【注意事项】按压时用力须均匀，以脚心发热为宜。

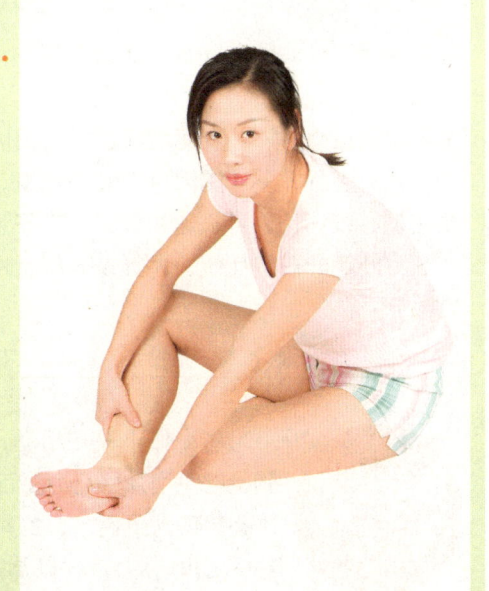

心绞痛

发病原因

心绞痛是由于冠状动脉粥样硬化使管腔狭窄,导致冠状动脉供血不足,心肌暂时缺血、缺氧而引起的疾病,以心前区疼痛为主要临床表现。心绞痛的病理改变主要是由不同程度的冠状动脉粥样硬化而引起。

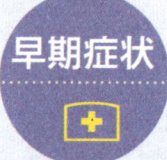
早期症状

心绞痛发作时的表现通常不典型,因此在判断胸部不适感或疼痛是否是心绞痛时,需谨慎从事。心绞痛早期发病主要表现为心前区疼痛不适,可伴有左侧上肢内侧牵涉痛,部分患者还会表现出肚脐上方疼痛,即上腹部疼痛。

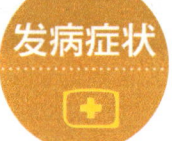
发病症状

①**稳定型心绞痛的发病症状**。该病通常以发作性胸痛为主要表现,常为压迫、发闷或紧缩性,也可有烧灼感,但不尖锐。疼痛部位主要在心前区,范围呈手掌大小,常放射至左肩、左臂内侧无名指和小指部位,有时也发生在颈、咽或下颌部。发作时,常伴有心率增快、血压升高、表情焦虑、皮肤出汗等症状,患者往往会不自觉地停下原来的活动,直至症状缓解。该病早晨多发,疼痛一般持续3~5秒后会逐渐缓解。

②**不稳定型心绞痛的发病症状**。以心前区痛为主要表现,范围呈手掌大小。疼痛的形式有多种,发作诱因可由劳力诱发,也可为自发性疼痛。其发作时间一般比稳定型心绞痛长,可长达30分钟。有些患者还会伴有胸闷、气短、周身乏力、恶心、呕吐等非典型症状,尤其是老年女性和糖尿病患者,严重者还可伴随周身异常改变。

急救措施

①患者先停止一切活动,让心情平复,可就地站立,或于床上平躺,以免增加回心血量而加重心脏负担;再让患者将1片硝酸甘油片嚼碎后含于舌下,2分钟左右疼痛即可缓解;若效果不佳,10分钟后可再含服1片,以加大药量,但不宜连续含服3片以上。

②若疼痛剧烈,可用布将亚硝酸异戊酯包住后捏碎,凑近鼻孔将其吸入,10~20秒即可缓解。

预防方法

◎ **注意劳逸结合。** 在日常生活中不能疲劳过度,要注意适度休息,学会劳逸结合,保证充足睡眠。

◎ **积极调节情绪。** 学会控制情绪,保持乐观积极的态度,不为小事大动肝火,这对疾病的预防是非常有效的。

◎ **戒烟。** 香烟中含有的尼古丁对人有害,吸烟引发心绞痛等心血管疾病的概率极高,所以最好戒烟。

◎ **少喝酒。** 应尽量少喝白酒等烈性酒,因其含有的酒精成分进入血液后,容易促使心跳加快、血压升高、冠脉痉挛、心肌耗氧量增加,进而诱发心绞痛发作。

◎ **坚持锻炼。** 适当的运动可以加强心血管功能,对心血管疾病的预防有很大益处。每天坚持30分钟的锻炼,如散步、跑步、打球等,有利于增强体质,增强抗病能力,自然也能远离疾病的困扰。

◎ **少喝茶或咖啡。** 茶和咖啡中含有茶碱、咖啡因等成分,容易使人长期处于兴奋的状态,但使用过量就容易导致失眠,还能兴奋中枢神经、心血管,从而引起心跳加快、心律失常,使心肌耗氧量增加,继而引起心绞痛,因此不宜多饮。

饮食建议

◎ 少吃盐,因为盐的主要成分是氯化钠,长期大量食用容易使血压升高,导致血管内皮受损。心绞痛患者每天盐的摄入量应控制在6克以下。

◎ 远离油腻食物。患者在烹饪食物时应少用油,以免使体内的脂肪积聚。可以选择用植物油和不饱和脂肪酸代替,每天摄入食油量控制在5~8克即可。

◎ 远离不良饮食,尽量避免吃带刺激性的、胀气的食物,否则容易加重心血管的负担,从而加重病情。

◎ 多吃一些富含维生素、膳食纤维的食物,对增强身体免疫力和抗病能力有益。

◎ 多吃养心食物。患者平时可多吃有利于保护心脏的食物,对缓解病情有益。

宜吃食物

山楂、黑木耳、红枣、豆芽、鲤鱼、白菜、油菜、花菜、香菇、小米、苹果、木瓜、猕猴桃、香蕉、花生

忌吃食物

浓茶、咖啡、辣椒、咖喱、油条、生姜、大葱、大蒜、肥肉、熏肉

>> 对心绞痛有食疗作用的菜例

陈醋黑木耳

- **材料** 黑木耳40克，白芝麻少许

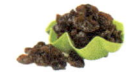 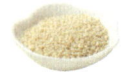

- **调料** 盐、陈醋各适量
- **做法**
① 黑木耳洗净，泡发后撕片。
② 热锅注水烧开，入黑木耳焯5分钟，捞出沥干水分，入盘。
③ 加盐、陈醋搅拌均匀，撒上熟芝麻即可。

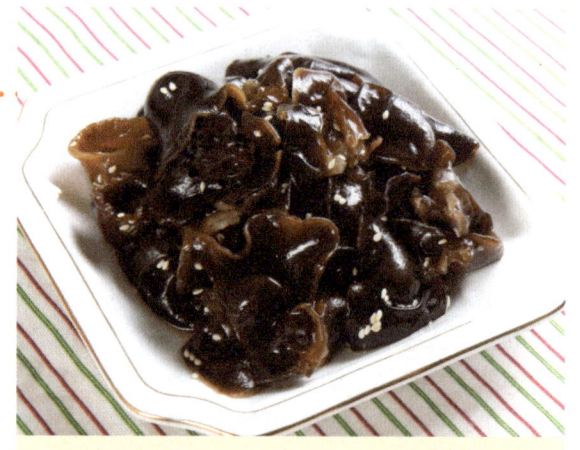

- **食疗原理**

黑木耳能抑制血小板凝结，减少血液凝块，保护心血管；芝麻能散风润肠、益肝养心。本品适合心绞痛患者食用。

清炒西蓝花

- **材料** 西蓝花300克，胡萝卜10克

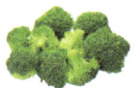 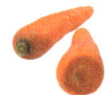

- **调料** 盐、味精各适量
- **做法**
① 西蓝花洗净，掰成小块；胡萝卜洗净，切片。
② 锅上火，油烧热，下入西蓝花、胡萝卜片翻炒均匀，再加入少量水，稍焖至入味。
③ 加入盐和味精调味即可。

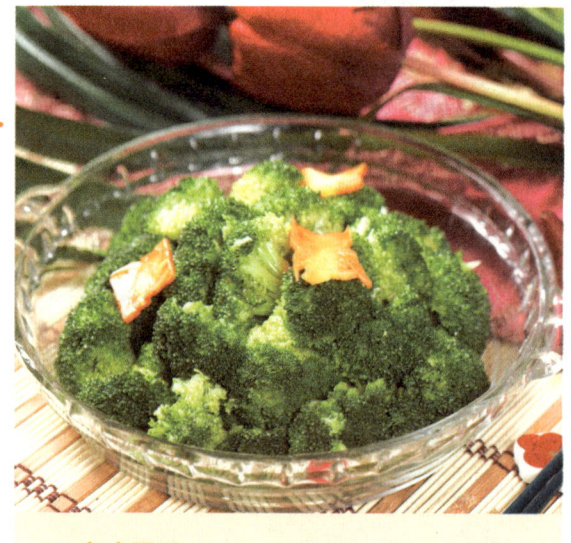

- **食疗原理**

西蓝花有助于维护血管的韧性，预防感染，能起到养心、补虚的作用。本品具有益气补虚、滋阴养心的作用，适合心绞痛患者食用。

当归党参红枣鸡汤〔食疗菜例〕

- **材料** 党参15克,当归12克,红枣8枚,鸡腿1只

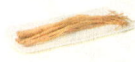 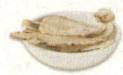 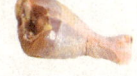

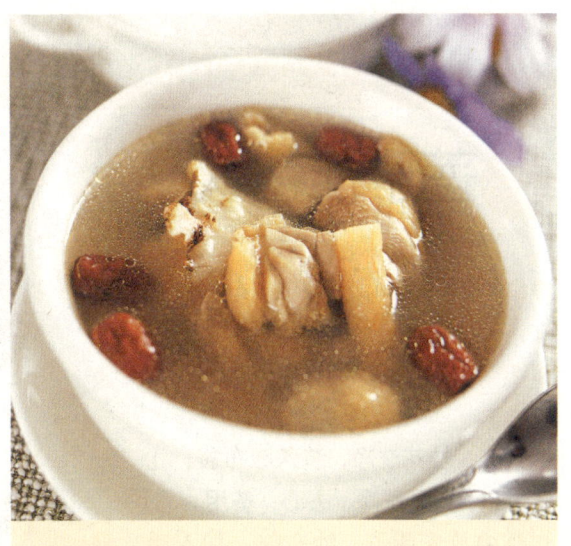

- **调料** 盐2克
- **做法**
① 鸡腿洗净剁块,放入沸水中焯烫,捞起冲净;当归、党参、红枣洗净备用。
② 鸡腿、党参、当归、红枣一起入锅,加7碗水以大火煮开,转小火续煮30分钟,加盐调味即可。

● **食疗原理**
当归能增强免疫力、抗癌、抗氧化、补血活血;党参具有补中益气、健脾益肺的作用。本品能起到补血健脾、益气补虚、养心安神的作用,适用于心绞痛患者。

桂枝红枣猪心汤〔食疗菜例〕

- **材料** 猪心半个,桂枝5克,党参10克,红枣6枚

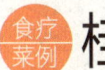

- **调料** 盐适量
- **做法**
① 将猪心挤去血水,放入沸水中焯烫,捞出冲洗干净,切片。
② 桂枝、党参、红枣分别洗净,放入锅中,加1000毫升水,以大火煮开,转小火续煮30分钟。
③ 再转中火让汤汁沸腾,放入猪心片,待水再开煮至熟,加盐调味即可。

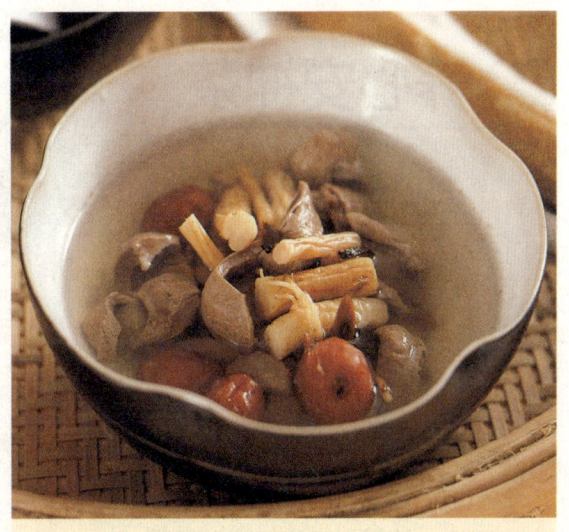

● **食疗原理**
桂枝有散风解毒、温经通脉的作用;猪心有养心润肺、滋阴补虚的作用。本品有助于补血益气、安神定惊,适用于心绞痛等心血管疾病患者。

>> 防治心绞痛的药茶

对症药茶 莲子桂花饮

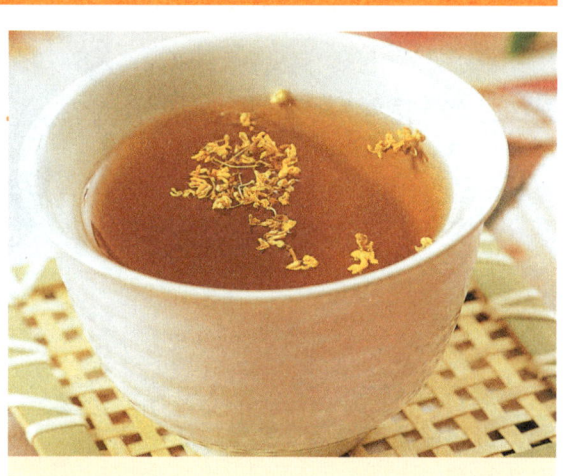

- **材料** 莲子100克，黄连5克，桂花25克
- **调料** 冰糖末适量
- **做法**

① 黄连、桂花洗净，装入纱布袋，扎紧袋口；莲子洗净，去心，备用。

② 锅中放入莲子、纱布袋，加入适量清水，以大火烧开，改用小火煎煮50分钟。

③ 加入冰糖末拌匀，关火，放凉后去渣取汁即可。

● **食疗原理**

莲子有强心、补五脏、通气血的作用；黄连能清热降火、祛湿解毒。本品有助于缓解失眠、心悸等症状，对心绞痛患者有益。

对症药茶 养心安神茶

- **材料** 五味子、刘寄奴各适量

 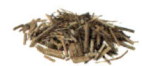

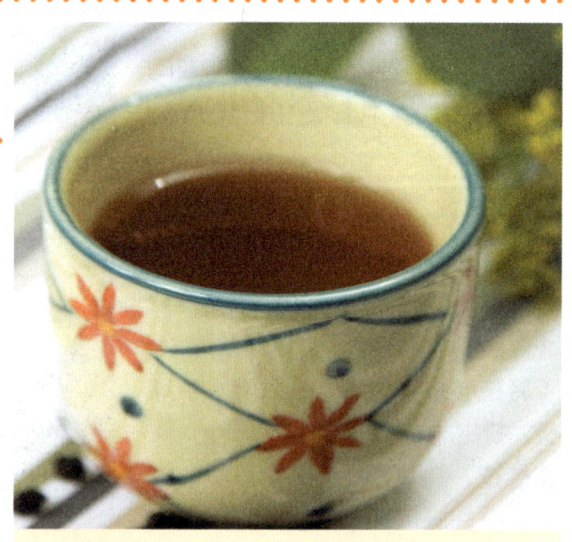

- **做法**

① 将五味子、刘寄奴分别洗净后，放进杯内。

② 往杯内加入适量沸水。

③ 冲泡15分钟后，静置放凉，即可饮用。

● **食疗原理**

五味子能保护心脏，起到益气强肝、排毒补虚的作用；刘寄奴具有破血通经、敛疮消肿的作用。本品具有滋阴润燥、养心补虚的作用，适用于心绞痛患者。

防治心绞痛的简易按摩法

按摩少冲穴

【取穴方法】将小指伸直，先确定小指末节桡侧，在靠近环指侧的指甲角距离0.1寸的地方，即为少冲穴。

【按摩方法】用一只手的拇指和食指指尖掐按另一只手的小指上的少冲穴，每次3～5分钟，两只手交替进行。

【按摩功效】掐按少冲穴能清热散风、醒神开窍、止痛安神。

【注意事项】掐按至患者的心绞痛症状有所缓解即可停止。

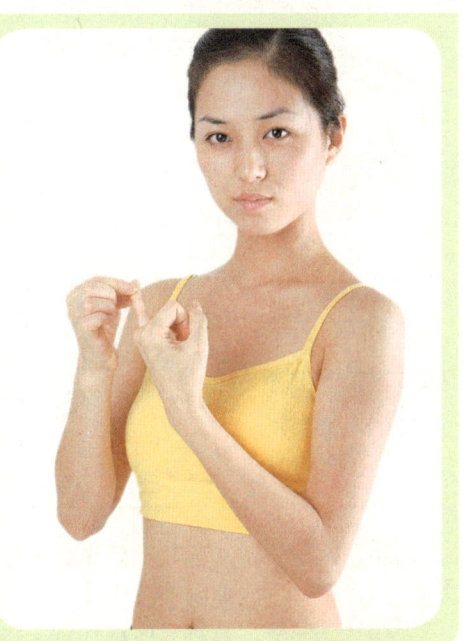

按摩至阳穴

【取穴方法】至阳穴位于督脉上，两手自然下垂，在背部两肩胛下角的连线与脊柱的相交点，即第七胸椎的棘突下凹陷中，即为至阳穴。

【按摩方法】患者取俯卧位，医者用两手拇指指腹或圆钝物按压患者两侧至阳穴，每次3～5分钟。

【按摩功效】按压至阳穴能起到利胆退黄、宽胸利膈、醒神止痛的作用，有利于缓解心绞痛的不适症状。

【注意事项】要反复按压，直至患者的心绞痛症状缓解即可停止。

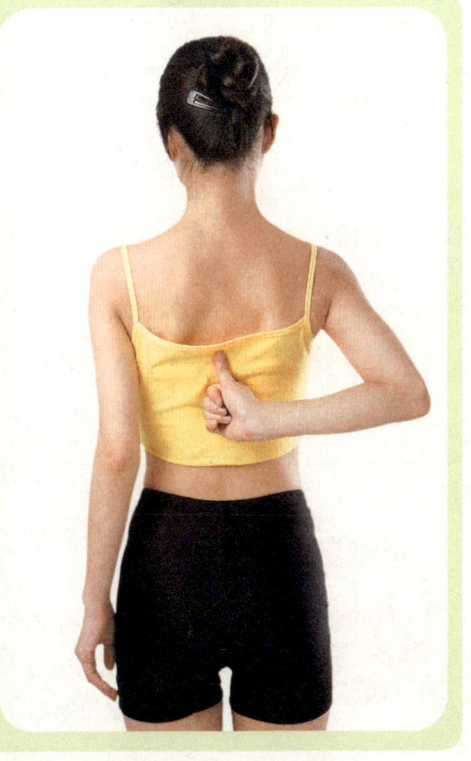

心律失常

发病原因

心律失常是指心脏活动的频率、节律、起源部位、冲动传导的异常,而正常心律起源于窦房结,比较规则。运动、情绪激动、进食、睡眠、吸烟、饮酒、喝咖啡、受冷热刺激等心理性因素,或因代谢异常、药物影响、电解质紊乱、内分泌和心血管疾病等病理因素,都是其潜在的患病因素。

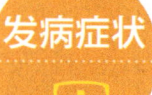

早期症状

由运动、情绪等生理因素引起的心律失常常有心跳加速、头晕、胸闷等症状,但不严重;而由疾病、代谢等病理因素引起的心律失常较严重,早期会有无原因的心脏不规则跳动、心悸气短等症状,严重时还会引发窒息。

发病症状

①**冠状动脉供血不足**。对冠心病患者而言,容易诱发或加重心肌缺血,出现心绞痛、气短、周围血管衰竭、急性心力衰竭、急性心肌梗死等症状。

②**脑动脉供血不足**。出现乏力、视物模糊、暂时性全盲等症状。

③**窦性心律失常**。主要表现为频率过快、过慢或节律不规则,有时会出现头晕、胸闷、心悸等症状。

④**过早搏动**。异位心搏提早出现,根据起搏点部位不同可分为房性、房室交界区性和室性早搏,轻者会出现心跳间歇和停顿感,严重时还会引起心悸、气短、乏力、心绞痛等症状。

⑤**阵发性心动过速**。根据起搏点位置不同可分为房性、房室交界区性和室性阵发性心动过速,经常突然发作又突然终止,多出现心悸、胸闷、头晕、呼吸困难、咳嗽等症状,严重时可出现心绞痛、心力衰竭、休克,甚至还会出现阿-斯综合征。

⑥**扑动、颤动**。根据异位起搏点不同可分为心房扑动与颤动、心室扑动与颤动,容易引发心悸、胸闷、心绞痛、急性左心衰竭,甚至还会引发休克、猝死。

急救措施

①让患者深吸气后憋气,直到不能坚持为止,用力做呼气动作。

②用手指或压舌板刺激患者咽喉部,直到引起恶心、呕吐,即可停止。

③闭眼向下看,压迫眼球上部,先压右眼,每次15秒钟,切忌两侧同时压迫,或用力过大。同时搭脉搏数心率,一旦心率过速,停止即可,且口服普萘洛尔片。注意青光眼、高度近视眼不宜用此法。

预防方法

◎ **进行体检**。到医院做一下常规检查，以减少患病风险，因为症状多不典型，很多人是在体检时才发现心律失常的。

◎ **坚持运动**。平时做一些身体运动，坚持锻炼身体，以适度为宜，如游泳、散步、慢跑等，有利于增强免疫力，达到预防疾病的目的。

◎ **注意保暖**。天气转冷时要小心保暖，避免忽冷忽热，洗澡时水温不宜过高、过低，否则容易引起感冒。

◎ **保持良好的起居习惯**。保证睡眠时间，不熬夜，避免过度劳累，有利于缓解压力，避免因负面情绪积聚、长期劳累而诱发心律失常。

◎ **戒烟戒酒**。不可过量饮酒，还要戒烟、远离二手烟，避免引起交感神经兴奋而导致心脏传导异常，引发疾病。

◎ **积极调节心情**。与人相处时保持宽容豁达的态度，保持情绪平和稳定，不过度紧张，避免情绪大幅度波动，这对预防疾病有益。

饮食建议

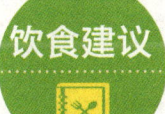

◎ 多摄入纤维素，既能补充营养，又能缓解病情。

◎ 限制高热量食物的摄入，以免造成肥胖，加重病情。

◎ 限制高蛋白。高蛋白饮食对病情的恢复不利，会加重心血管的负担，应给予控制，一般保持每天每千克体重1~1.5克为宜；若出现心力衰竭、高血压时，应控制在每天每千克体重1克以内。

◎ 保持均衡营养。补充富含B族维生素、维生素C和钙、磷的食物，有助于维持心肌的营养和脂类代谢，防止大便干燥。

◎ 限制盐、水的摄入。患者饮食中最好少摄入食盐，对有水肿症状的患者应控制饮水量，以免加重病情。

◎ 少食多餐。不过饥、过饱，少食多餐，以免加重心脏负担，使病情加重。

宜吃食物

花生、黑米、香菇、猪肉、鸡肉、鲫鱼、鲈鱼、腰果、菠菜、糙米、香蕉、小麦、松仁

忌吃食物

动物内脏、动物油、蛋黄、螃蟹、鱼子、生萝卜、生黄瓜、包菜、韭菜、洋葱、浓茶、咖啡、辣椒

>> 对心律失常有食疗作用的菜例

食疗菜例 珍珠香菇

● **材料** 香菇400克

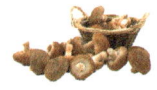 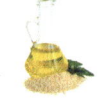

● **调料** 盐3克,鸡精2克,香油适量
● **做法**
① 香菇洗净,泡水。
② 热锅下油,放入香菇翻炒。
③ 放入盐、香油炒熟,加入鸡精调味即可。

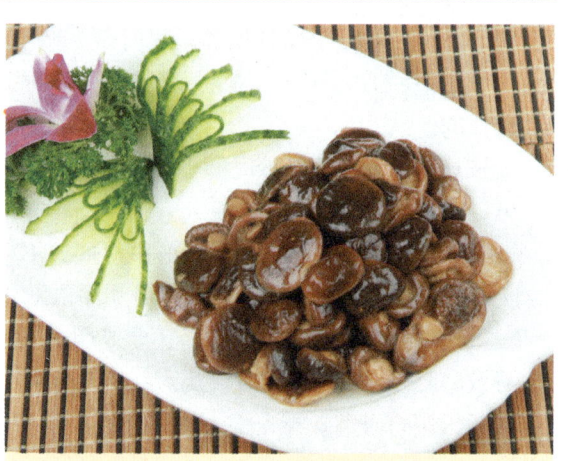

● **食疗原理**
香菇能起到促进新陈代谢、提高免疫力、降低胆固醇的作用,有助于保护心血管。本品能养心补虚,适用于心律失常患者。

食疗菜例 薏米杏仁粥

● **材料** 薏米、南杏仁各50克,大米120克,枸杞子少许

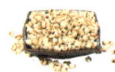 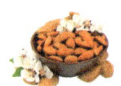

● **调料** 白糖3克,葱8克
● **做法**
① 大米、薏米均泡发后洗净;南杏仁洗净;葱洗净,切成葱花。
② 锅置火上,倒入清水,放入大米、薏米,以大火煮至米粒开花。
③ 加入南杏仁、枸杞子煮至浓稠状,调入白糖拌匀,撒上葱花即可。

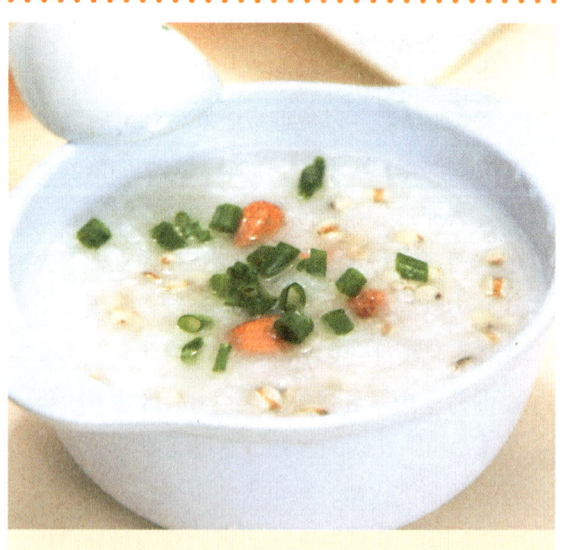

● **食疗原理**
薏米可促进体内血液和水分的新陈代谢,对心脑血管疾病有一定的作用;杏仁有助于降低胆固醇,减少心血管疾病的发病危险。本品适合心律失常患者食用。

鲜莲排骨汤

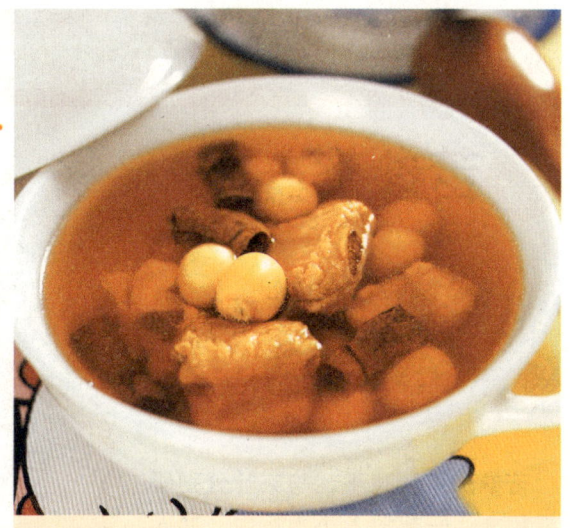

- **材料** 新鲜莲子150克，排骨200克，生姜5克，巴戟5克
- **调料** 盐4克，味精3克
- **做法**
① 莲子泡发去心；排骨洗净，剁成小段；生姜洗净，切成小片；巴戟洗净，切成小段。
② 锅中加水烧开，下入排骨焯水后捞出。
③ 将排骨、莲子、巴戟、生姜入汤煲，加适量水，大火烧沸后以小火炖45分钟，加盐、味精调味即可。

● **食疗原理**
莲子具有养心安神、补脾止泻、健脾宁心的作用；排骨具有补脾润肠、补中益气、养血的作用。本品具有安神止痛、预防和缓解心律失常的作用。

丹参三七炖鸡

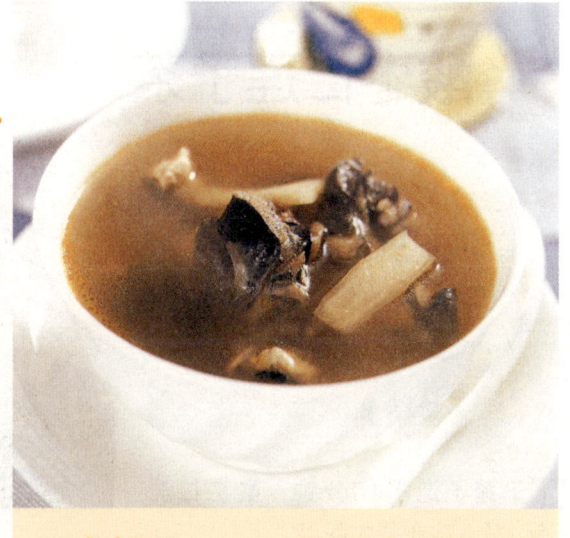

- **材料** 乌鸡1只，丹参30克，三七10克

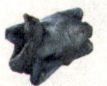 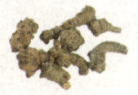

- **调料** 盐3克，姜丝适量
- **做法**
① 乌鸡处理干净，切块；丹参、三七分别洗净。
② 三七、丹参装入纱布袋中，扎紧袋口。
③ 布袋与鸡同放于砂锅中，加清水600毫升，烧开后，加入姜丝，小火炖1小时，加盐调味即可。

● **食疗原理**
丹参具有活血祛瘀、安神宁心的作用；乌鸡具有滋阴补肾、养血填精、养肝补虚的作用。本品有助于改善体质虚弱、心悸等症状，适用于心律失常患者。

>> 防治心律失常的药茶

对症药茶 苦参茶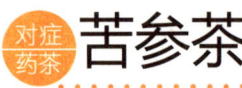

- **材料** 苦参、茶叶各10克

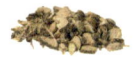

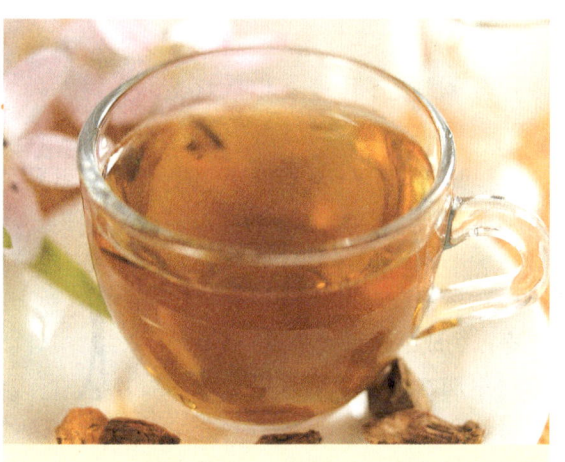

- **做法**
① 苦参洗净,晾干,与茶叶分别研成粗末,一起放入热水瓶中,冲入半瓶沸水,旋紧瓶塞。
② 静置10~20分钟后,打开瓶塞。
③ 用纱布隔住瓶口过滤,将茶倒入杯中即可。

- **食疗原理**
苦参能清热祛湿、利水退黄、养心润肺,有助于保护心血管。本品能清热泻火、养心护心,适用于心律失常等症。

对症药茶 酸枣仁莲子茶

- **材料** 干莲子1/2杯,酸枣仁10克,清水800毫升

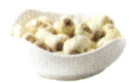 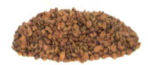

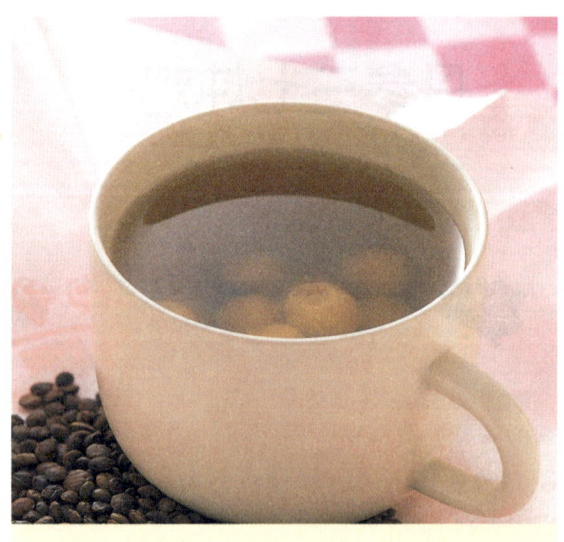

- **调料** 冰糖2大匙
- **做法**
① 干莲子泡水10分钟;酸枣仁洗净,放入棉布袋内备用。
② 将莲子沥干水分后放入锅中,放入酸枣仁,加入清水,以大火煮沸,再转小火续煮20分钟,关火。
③ 加入冰糖搅拌至溶化,滤取茶汁即可,莲子亦可食用。

- **食疗原理**
酸枣仁具有安神镇静的作用;莲子含有丰富的色氨酸,具有稳定情绪的作用。本品能起到缓解疼痛、安神疏志的作用,有助于缓解心悸症状,适用于心律失常等症。

>> 防治心律失常的简易按摩法

按摩神门穴

【取穴方法】掌心向上，手掌微屈，在前臂掌面，靠近小指侧一条突起的名为尺侧腕屈肌腱的肌腱外侧，与腕掌侧横纹的相交之处，即为神门穴。

【按摩方法】用拇指指尖掐按住神门穴，以重力道进行掐揉5分钟，再换一只手进行相同的操作。

【按摩功效】掐揉神门穴能调畅气机、通络止痛，缓解心律失常症状。

【注意事项】掐揉时以感觉酸胀为宜。

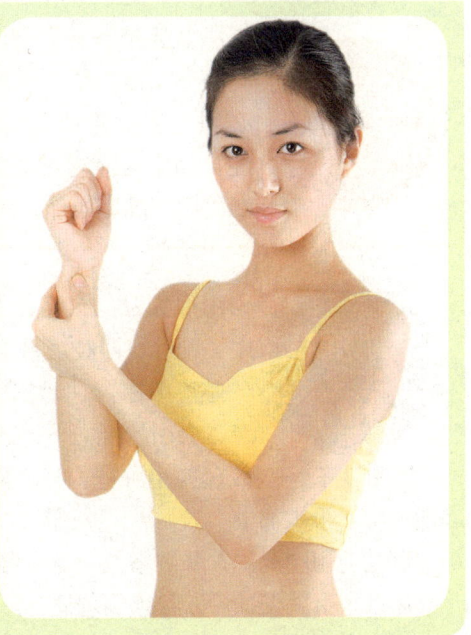

按摩内关、尺泽穴

【取穴方法】仰掌并微屈肘，手臂上举，在手臂内侧中央的粗腱外侧即为尺泽穴；在大陵穴和曲泽穴的连线上，腕横纹上2寸，掌长肌腱与桡侧腕屈肌腱之间即内关穴。

【按摩方法】用圆珠笔端或按摩棒用力点揉内关、尺泽穴，做平行于两筋方向的按揉，每次5分钟。两手交替进行。

【按摩功效】能宁心安神、舒经活络、止痛醒神，缓解心律失常症状。

【注意事项】按揉时力度要适宜。

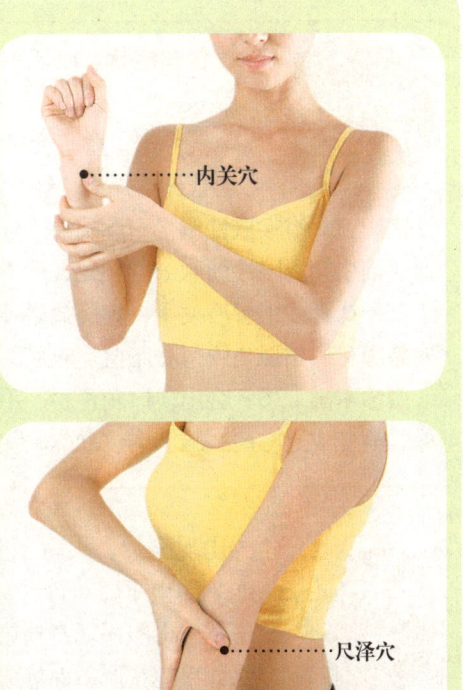

高脂血症

发病原因

高脂血症是一种全身性疾病,是指血液中总胆固醇及甘油三酯过高、高密度脂蛋白及胆固醇过低等。因为脂质不溶或微溶于水,必须与蛋白质结合以脂蛋白形式存在,因此又称为高脂蛋白血症。高脂血症有可能受遗传和饮食的影响而致病,遗传中多种机制可引起高脂血症,而饮食因素是更为主要的发病原因。

早期症状

①出现头晕、头痛、失眠、胸闷气短、记忆力减退、注意力不集中、肥胖、四肢沉重、肢体麻木等症状。
②血液中富含甘油三酯的脂蛋白从毛细血管漏出后,若侵犯到黄斑,会引起视力下降甚至失明。
③皮肤上有一些鼓起的小肿疮,其表面光滑,呈黄色,多长在眼皮、胳膊肘、大腿、脚后跟等部位。
④肝功能出现变化,肝脏增大,导致食欲不振等症状。
⑤腿肚子会频繁抽筋,且感到刺痛,可能是胆固醇积存在腿部肌肉里引起的。
⑥肘、膝、踝、手指关节的表面皮肤会发生脂质异位沉积。

发病症状

①**普遍症状**。出现头晕、失眠、健忘、四肢麻木、胸闷、心悸等症状。
②**黄色瘤**。脸上会出现黄色瘤,通常在眼皮上,属于较少见的脂类代谢性疾病,经有效的降脂治疗后多数可逐渐消退。
③**胰腺炎**。有家族性脂蛋白脂酶缺乏症的患者容易因乳糜微粒栓子阻塞胰腺的毛细血管而引起局限性胰腺细胞坏死,严重时会导致复发性胰腺炎甚至急性胰腺炎,多于高脂饮食或饱餐后发生,其腹痛表现因人而异。
④**角膜弓**。出现角膜弓和脂血症眼底改变的症状,较少见。
⑤**口齿不清**。患者会出现口角歪斜、不能说话的症状,若不及时治疗,会逐渐恶化,演变成冠心病、脑卒中、动脉硬化等重症。

急救措施

①出现眩晕、头痛、步履不稳的症状后,应马上停止活动,但不能立即坐下,可以在原地站立,喝点水,待眩晕症状缓解后方可坐下,再服用随身携带的药物。
②如果症状严重而导致休克,应立即送医院。

预防方法

◎**加强身体锻炼**。在平时应积极多做运动，能增强机体代谢，提高体内某些酶（尤其是脂蛋白酯酶）的活性，有利于降低血中的脂质，可选择慢跑、游泳、跳绳、跳操、骑自行车等有氧运动，一周坚持2～3次。

◎**戒烟**。香烟中含有的尼古丁对人体危害很大，容易升高血浆胆固醇和甘油水平，降低HDL-胆固醇水平，长期吸烟则容易增大发病概率。

◎**少饮酒**。适量饮用低浓度酒，可使血清中高密度脂蛋白增高，低密度脂蛋白水平降低，对身体有益，但是大量饮酒或长期无节制酗酒，则容易刺激肝脏合成更多的内源性甘油三酯，使血液中低密度脂蛋白的浓度增高，更容易引发高脂血症。

◎**善于调节情绪**。避免情绪过度紧张或过度兴奋，否则很容易引起血液中的胆固醇、甘油三酯含量增高，从而增加发病的危险。因此，调节情绪对身体健康十分重要。

饮食建议

◎多摄入五谷杂粮，可以减少肠内胆固醇的吸收，对增强体质、缓解病情有益。患者可以五谷杂粮为主食，采用粗细搭配的原则。

◎多喝绿茶，有助于降低血胆固醇，防止动脉粥样硬化，降低血脂，调节血脂代谢。适当饮用绿茶，对调节血脂有益。

◎远离高脂饮食，选择胆固醇含量低的食品，可以减少体内的脂肪堆积，防止病情加重。

◎限制甜食。糖分进入人体后可在肝脏中转化为内源性甘油三酯，使血浆中甘油三酯的浓度增高，对高脂血症的病情缓解不利，应限制摄入量。

◎坚持清淡饮食，做菜少放油，多采用蒸、煮、凉拌的烹饪方式，同时少吃煎炸、烧烤食品。

宜吃食物

白菜、莲藕、黄瓜、胡萝卜、芹菜、苦瓜、冬瓜、菠菜、包菜、菜心、燕麦、小麦、小米、玉米、土豆、鲫鱼、苹果、花生、猪瘦肉、海蜇

忌吃食物

蛋黄、猪油、动物脑、动物肝脏、鱼子、螃蟹、黄油、乳酪、巧克力、冰淇淋、薯条

》对高脂血症有食疗作用的菜例

松仁玉米

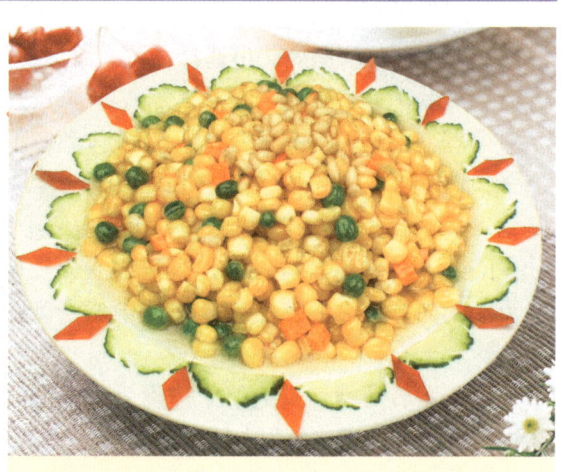

- **材料** 玉米粒400克，熟松子仁、胡萝卜、青豆各25克
- **调料** 盐、白糖、鸡精、水淀粉各适量
- **做法**
① 胡萝卜洗净切丁；青豆、玉米粒均洗净后焯水，捞出沥水。
② 油锅烧热，放入胡萝卜丁、玉米粒、青豆炒熟，加入盐、白糖、鸡精炒匀，用水淀粉勾芡后装盘，撒上松子仁即可。

- **食疗原理**
玉米能降低胆固醇，减少动脉硬化的发生。本品对动脉硬化、高脂血症及高血压等有一定的防治作用，可避免病情恶化。

茄子炒土豆

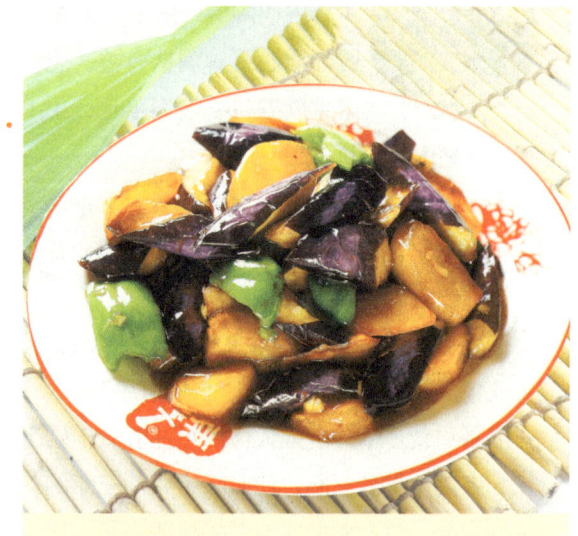

- **材料** 茄子2条，青椒2个，土豆1个
- **调料** 蒜蓉5克，盐3克，味精、糖各2克，淀粉少许，姜末5克
- **做法**
① 土豆去皮，洗净，切块；茄子和青椒均洗净，切块；淀粉放入碗中，加适量水调匀。
② 油烧热，把茄子、土豆炸至金黄色后捞起，沥干油分；留底油，放入青椒、姜末和蒜蓉拌炒，沥干油分，再往锅中倒入土豆和茄子及其他调味料，勾芡后盛起即可。

- **食疗原理**
茄子能使血管壁保持弹性和生理功能，防止血管壁硬化和破裂；土豆有利于保持酸碱平衡。本品有保持血管弹性、防止血管硬化的功效，适合高脂血症患者食用。

猪骨黄豆丹参汤

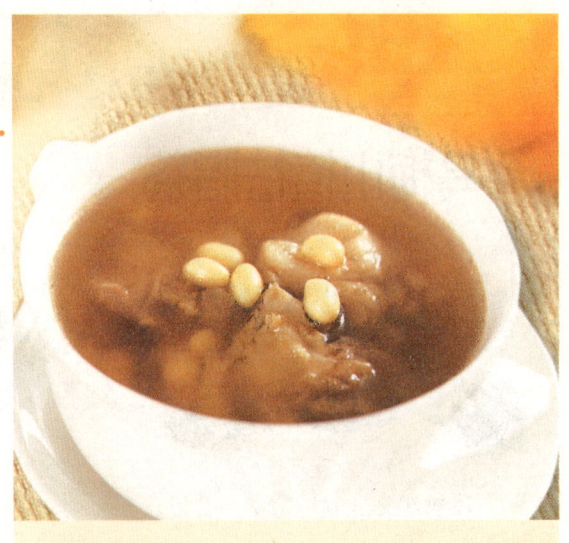

- **材料** 猪骨1200克，黄豆250克，丹参15克，桂皮9克
- **调料** 盐4克，味精4克，料酒、香菜末各适量
- **做法**
  ① 将处理干净的猪骨捣碎；黄豆去杂洗净。
  ② 丹参、桂皮洗净，用干净纱布包好。
  ③ 砂锅内加适量水，放入猪骨、黄豆、药袋，以大火烧沸后，改用小火煮约1小时，拣出药袋，调入盐、味精、料酒，撒上香菜末即可。

● **食疗原理**

猪骨有滋补营养、增强免疫力的作用；黄豆有助于保持血管的弹性；丹参具有活血化瘀、降低血脂的作用。本品能补血润燥、养血生津，对高脂血症患者有益。

苦瓜黄豆排骨汤

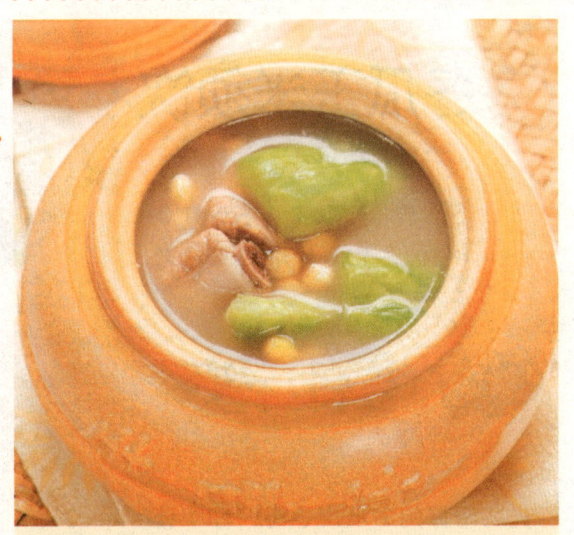

- **材料** 排骨150克，苦瓜、黄豆各适量
- **调料** 盐3克
- **做法**
  ① 排骨洗净，剁块；苦瓜去皮洗净，切大块；黄豆洗净，浸泡20分钟左右。
  ② 热锅上水烧开，将排骨放入，煮尽血水，捞出冲净。
  ③ 瓦煲注水烧开，下排骨、黄豆，用大火煲沸，放入苦瓜，改用慢火煲煮2小时，加盐调味即可。

● **食疗原理**

苦瓜能清热解暑、降压降脂、利尿凉血；排骨具有增强免疫力的作用。本品能起到清热除烦、健脾益气、润肠生津的作用，对高脂血症有一定的食疗作用。

防治高脂血症的药茶

乌梅山楂祛脂茶

- **材料** 乌梅40克，山楂60克，龙井茶5克，热水1000毫升

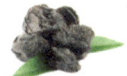 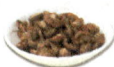 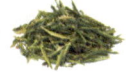

- **调料** 冰糖20克
- **做法**
① 将乌梅、山楂洗净，与冰糖一起倒入热水中，煮开。
② 再用小火煮10分钟，然后加入龙井茶，再煮3分钟，将茶叶滤出即可饮用。

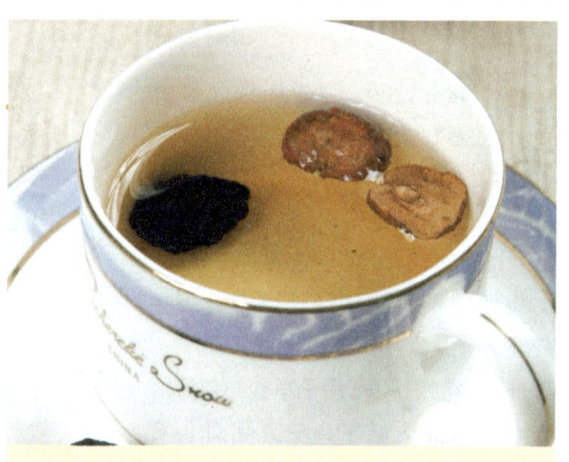

- **食疗原理**
乌梅能生津解渴、祛油解腻，有助消化；山楂能促消化、强心，还能降血脂。本品能降低血脂、养心祛腻，适合高脂血症患者。

冬瓜玉米须饮

- **材料** 冬瓜肉、冬瓜皮、冬瓜籽合计2碗，老玉米须25克，老姜2片

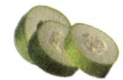 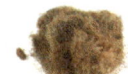 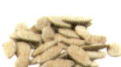

- **做法**
① 先将带籽的冬瓜皮、肉、籽切分开，并将冬瓜籽剁碎；将玉米须洗净放入纱布袋中，扎紧。
② 将所有材料一起放入锅中，加水煮开后改小火再煮20分钟，捞出药袋即可饮用。

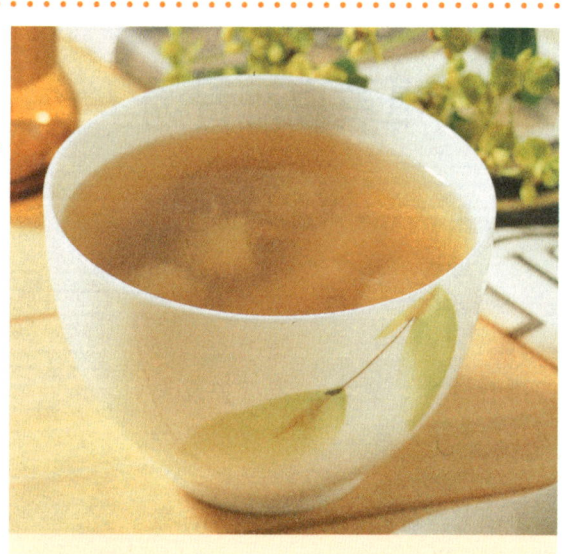

- **食疗原理**
冬瓜具有滋阴清热、消暑解毒、消脂散热的作用；玉米须有助于缓解高脂血症。本品还具有利尿消肿、加速代谢体内废物、降低血脂的作用，适用于高脂血症患者。

》防治高脂血症的简易按摩法

按摩中脘、气海穴

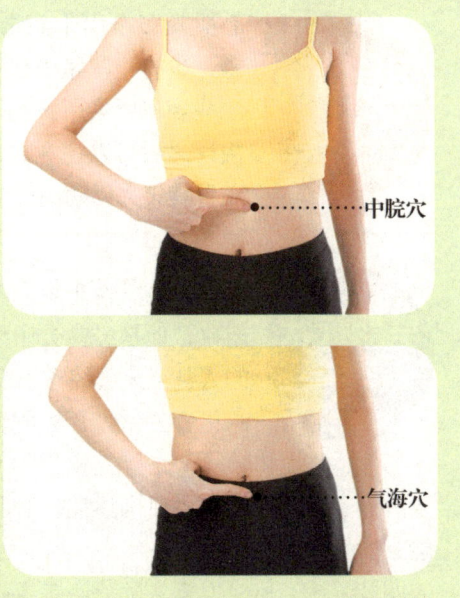

【取穴方法】中脘穴、气海穴均位于任脉上。取上腹部前正中线上，从肚脐中央正上方4寸处为中脘穴；取下腹部前正中线上，从肚脐中央正下方1.5寸处为气海穴。

【按摩方法】用拇指指腹按压中脘穴2分钟，再按压气海穴2分钟，交替进行。

【按摩功效】能和胃祛逆、润肠通便、消食消脂、止血止痛。

【注意事项】以不感觉疼痛为宜。

按摩内关穴

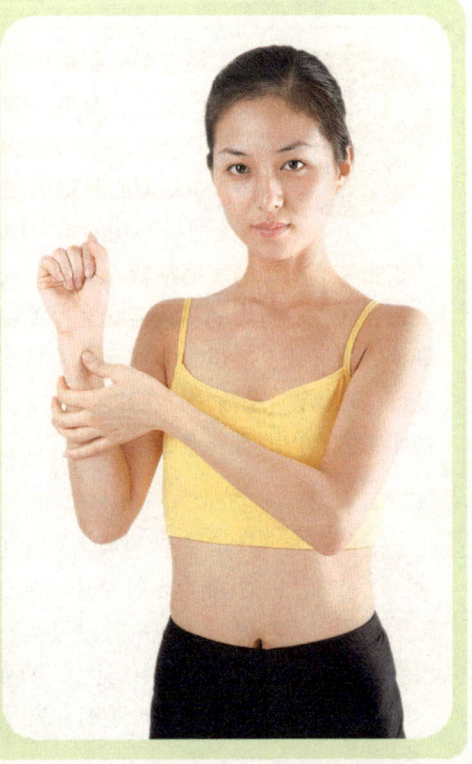

【取穴方法】在大陵穴和曲泽穴连成的直线上，腕横纹上2寸，掌长肌腱与桡侧腕屈肌腱之间的位置，即内关穴。

【按摩方法】用一手拇指和其余四指的指腹拿捏另一手内关穴，每次2分钟。两只手交替进行。

【按摩功效】拿捏内关穴有助于保护心脏，起到宁心安神、理气止痛的作用，能缓解心悸、心痛、胸痛等症状，适用于高脂血症患者。

【注意事项】拿捏时力道要稍重，但注意不要损伤皮肤。

心肌炎

发病原因

心肌炎多是由于病毒感染所引发的,最常见的是"柯萨奇"病毒,也有一些是引起呼吸道和肠道疾病的病毒。心肌炎就是由于这些病毒感染所致的一种心肌的炎症性病变。大部分患者在经过治疗之后可以痊愈,也有少数患者可在急性期发展为心力衰竭。以青壮年人发病比较多。

早期症状

①有的心肌炎患者在早期心脏方面的表现很轻微,所以很容易被忽略,但是经常会出现头晕、恶心、呕吐和食欲不振的现象,有的人甚至还会经常出现不明原因的腹泻。
②患者会经常出现发烧、咳嗽症状,且易疲劳、乏力、面色苍白。
③心悸、心慌和胸闷,一般在感冒后1~2周内出现,可能伴有心律不齐等症状。
④胸痛、背痛以及全身肌肉疼痛。心肌炎患者的胸痛可类似于心绞痛。严重者可能会发生休克。
⑤四肢发冷、口唇发紫。部分心肌炎患者会有畏寒怕冷、四肢冰凉以及面色无华的症状。

发病症状

①**病毒型心肌炎的发病症状**。出现心率增快、发热、心律失常,伴有疲乏、发热、胸闷、心悸、气短、头晕等症状。
②**肥厚型心肌炎的发病症状**。出现疲乏、胸痛、气促、心悸等症状。
③**中毒型心肌炎的发病症状**。出现心悸、气短、体循环和肺循环瘀血等心功能不全现象,还伴有心律失常的表现。
④**扩张型心肌炎的发病症状**。心界扩大、心率加快,严重时可导致心力衰竭。
⑤**寄生虫性心肌炎的发病症状**。可能由鼠弓形虫或原虫枯氏锥虫感染而引起,会逐渐使心肌坏死,严重时会导致心力衰竭。
⑥**细菌感染型心肌炎的发病症状**。常由化脓菌引起,心脏表面及切面可见多发性黄色小脓肿,周围有充血带,多见于右心室壁,有可能导致弥漫性心肌坏死。

急救措施

①心力衰竭或者严重心律失常者,应该让其卧床休息;对于呼吸困难的心肌炎患者应该给予吸氧,必要时采取半卧位,及时观察是否出现水肿以及栓塞症状。
②若没有出现心力衰竭,应尽量避免劳累,尽可能维持心功能正常;病情严重时可服用洋地黄类药物,需严格控制药物剂量。

预防方法

◎**预防感染。**多数心肌炎是由于病毒直接伤及心肌细胞,加上自身免疫损伤引起心肌细胞坏死或变性引起的,因此一定要积极预防,及时治疗某些感染性的疾病。

◎**尽量避免感冒。**避免上呼吸道感染,积极治疗慢性咽炎和扁桃体炎也可起到预防心肌炎的作用。

◎**养成良好的起居习惯。**注意个人卫生,养成良好的生活习惯,早睡早起,不熬夜,这样有助于提高抗病能力,对疾病预防有益。

◎**加强体育锻炼。**生命在于运动,长期坚持适合自己的运动,不仅能够起到塑身、减压的作用,而且能够提高自身免疫力。

◎**避免长期大量饮酒。**少量饮酒对心肌炎和心肌病患者不但无害,甚至是有利的,但是,长期大量饮酒会导致心肌中的脂肪组织增加,继而引起心脏扩大。所以,对于既有饮酒习惯又不希望放弃的心肌炎患者,可少量、间歇性地饮酒,且以饮低度数的葡萄酒为宜。

饮食建议

◎少食多餐,否则会导致胃壁扩张,使得肺内的压力增大,增加心脏负担,容易诱发心肌梗死。

◎并不是所有的脂类食物都对身体有害,心肌炎患者需要适量地吃些鱼肉、猪肉和鸡肉等,因为适量地摄入这些食物可以补充患者所需的营养,有助于心脏功能的恢复。

◎给予足够的营养,尽量采取高蛋白、高维生素饮食原则,多吃水果以及新鲜的蔬菜,多摄入优质蛋白。

◎忌吃含盐分过多的食品,否则不利于心肌炎病情的稳定及康复。

◎宜食用流质或半流质饮食。尤其是对于心肌炎发烧者,适宜食用一些容易消化吸收的食物,尽量避免食用过硬、过冷、刺激性强的食物。

✓ 宜吃食物

莲藕、金橘、柠檬、芒果、哈密瓜、木瓜、白菜、牛奶、甲鱼、马齿苋、桂圆、荔枝、姜、葱、薏米、绿豆、柿子、海参、猕猴桃

✗ 忌吃食物

辣椒、胡椒、芥末、肥肉、培根、冰激凌、腊肉、腌菜、熏肉、咖喱

对心肌炎有食疗作用的菜例

绿豆酿莲藕

- **材料** 绿豆2大匙，莲藕2节
- **调料** 糖浆适量
- **做法**

① 绿豆淘净，用清水浸泡1小时，沥干；莲藕洗净，沥干，将绿豆塞入孔中。

② 将莲藕放入锅中加水，大火煮开后，转中火煮约30分钟，捞起。

③ 待凉切厚片，淋上果糖或糖浆、蜂蜜皆可，冰镇后吃更爽口。

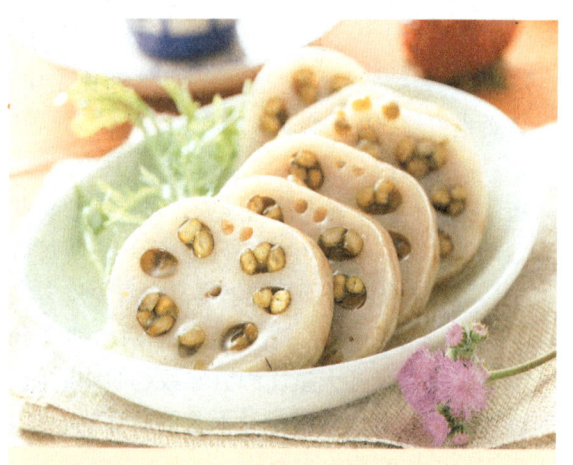

● **食疗原理**

莲藕可缓解心肌炎水肿症状；绿豆可降低心肌缺血的危险性。此品口味鲜甜，是适合心肌炎患者的食疗佳品。

珍珠菌烧海参

- **材料** 珍珠菌150克，海参250克，油菜150克，红椒10克
- **调料** 盐、料酒、酱油、醋各适量
- **做法**

① 珍珠菌洗净；海参洗净，切条；红椒去蒂洗净，切片；油菜洗净，入沸水中焯熟后，捞出沥干，摆盘。

② 起油锅，入海参炒至五成熟后，放入珍珠菌、红椒同炒，加盐、料酒、酱油、醋炒匀，稍微加点水，中大火烧至汤汁收干，盛在盘中的油菜上即可。

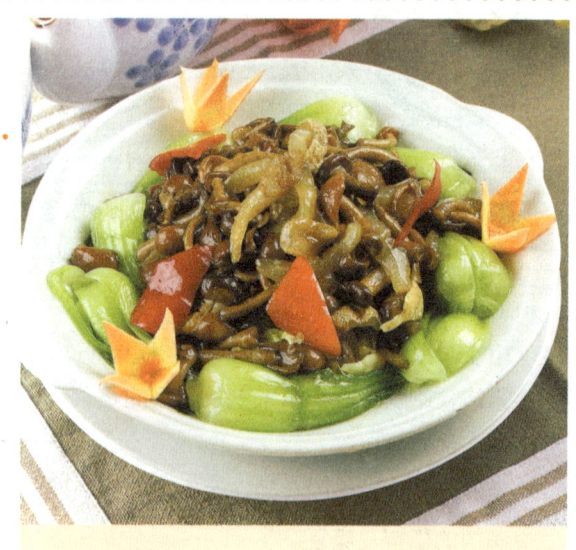

● **食疗原理**

海参对心血管系统有较强的保护作用，能增强心肌细胞功能。本品能够帮助心肌炎患者在一定程度上减缓病症，起到一定的食疗作用。

金橘柠檬汁

- **材料** 金橘60克，柳橙汁15毫升，柠檬汁15毫升

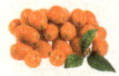

- **调料** 糖水、冰水、冰块各适量
- **做法**
① 金橘洗净备用。
② 将金橘、柳橙汁、柠檬汁一起放入雪克壶中摇10~20下即成，根据个人需要加适量冰块。

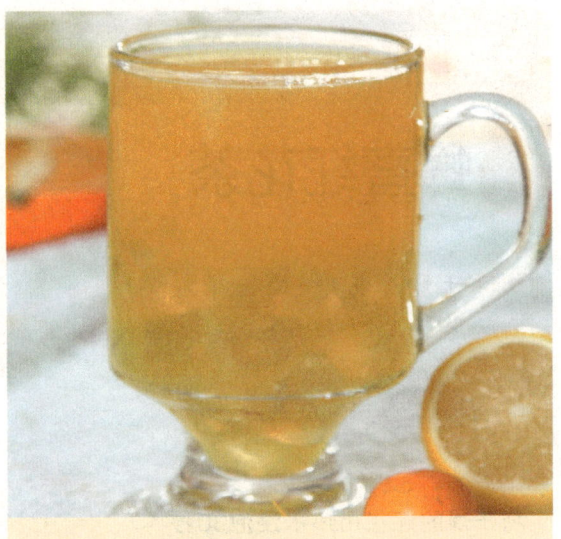

● **食疗原理**

柠檬能增强血管弹性和韧性，预防高血压、心肌梗死；金橘可减弱毛细血管脆性和通透性，调节血压。心肌炎患者经常食用本品能起到一定的食疗作用。

五味粥

- **材料** 马齿苋30克，赤芍、延胡索、红枣、山楂各10克，大米60克
- **调料** 冰糖10克
- **做法**
① 马齿苋、赤芍、延胡索洗净，加水1000毫升。
② 用大火烧开后，小火煮30分钟，去渣留汁。
③ 以药汁煮洗净的大米、红枣至粥熟，加干净的山楂、冰糖调匀。

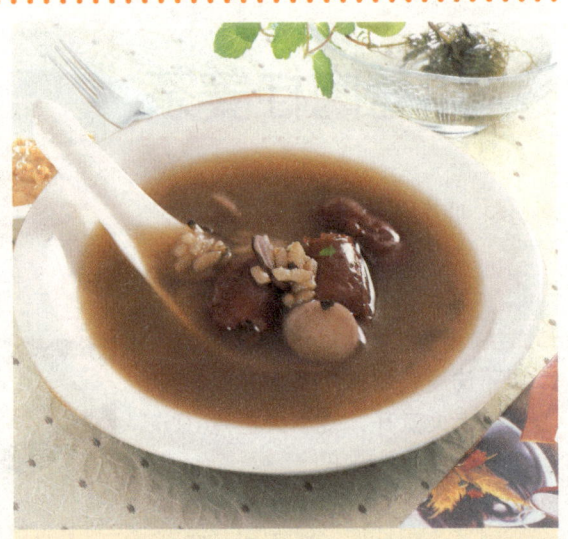

● **食疗原理**

马齿苋叶能使血管内皮细胞合成的抗炎物——前列腺素增多，起到预防血栓形成的作用；延胡索对心肌缺血、坏死都有保护作用。心肌炎患者可以经常食用此品。

>> 防治心肌炎的药茶

蜂蜜红花茶

- **材料** 干燥红花1小撮，蜂蜜少许，热开水适量

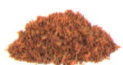 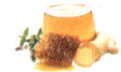

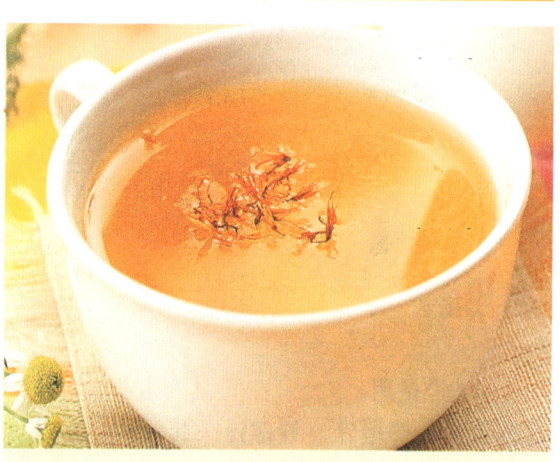

- **做法**
  ① 将干燥的红花用热水浸泡30秒再冲净。
  ② 将洗净的红花放入壶中，注入500~600毫升热开水，浸泡约3分钟，待茶稍凉，加入蜂蜜拌匀即可饮用。

- **食疗原理**
  红花能提高耐缺氧能力，而红花种子油能防止动脉粥样硬化，调节心脏功能。心肌炎患者常饮此茶，对缓解心悸、心慌等症有益。

川芎肉桂姜茶

- **材料** 川芎10克，肉桂姜茶包1包，老姜片、黑糖姜母汁各少许，糖包1包

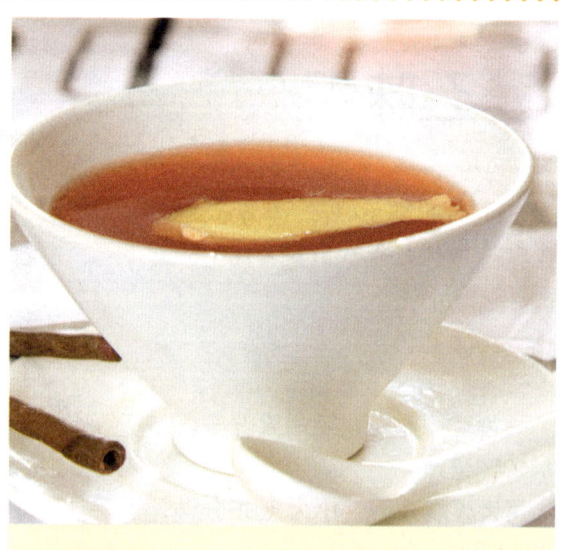

- **做法**
  ① 川芎洗净，放入平底锅中，加水适量，大火煮开，转小火煎煮10分钟，捞去药渣，留汁。
  ② 加入老姜片及黑糖姜母汁至锅中，煮沸后倒入装有肉桂姜茶的玻璃壶中。
  ③ 加盖，浸泡3~5分钟，附上糖包即可。

- **食疗原理**
  川芎能扩张冠脉，增加冠脉流量及改善心肌缺氧，促进心肌供氧和耗氧平衡。心肌炎患者经常饮用此品能够预防病情恶化，对健康有利。

>> 防治心肌炎的简易按摩法

按摩心俞穴

【取穴方法】从第七颈椎往下数5个突起的骨性标志，即为第五胸椎，而在其棘突下旁开1.5寸，即为心俞穴。

【按摩方法】用两手拇指指腹按压两侧的心俞穴，当感到局部酸、麻、胀时，开始用手以顺时针方向按摩，每分钟按摩80次，每天2～3次。

【按摩功效】能宽胸理气、通络安神，有利于缓解心肌炎的不适症状。

【注意事项】5次后可有明显疗效。

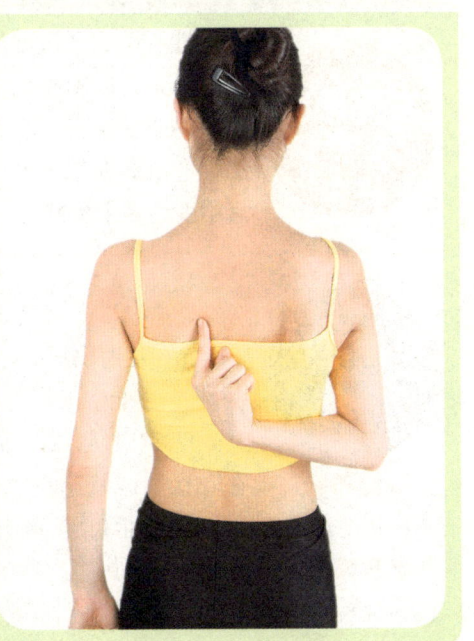

按摩内关穴

【取穴方法】在大陵穴和曲泽穴连成的直线上，腕横纹上2寸，掌长肌腱与桡侧腕屈肌腱之间的位置，即内关穴。

【按摩方法】用一只手的拇指指腹按揉另一只手的内关穴，每两下间隔1秒左右。两只手交替进行，以感觉酸胀为度，不限时间。

【按摩功效】按揉内关穴有助于保护心脏，能起到养心安神、止痛醒神的作用，适用于缓解心肌炎的不适症状。

【注意事项】该方法有较好的刺激效果，但不宜用力过度。

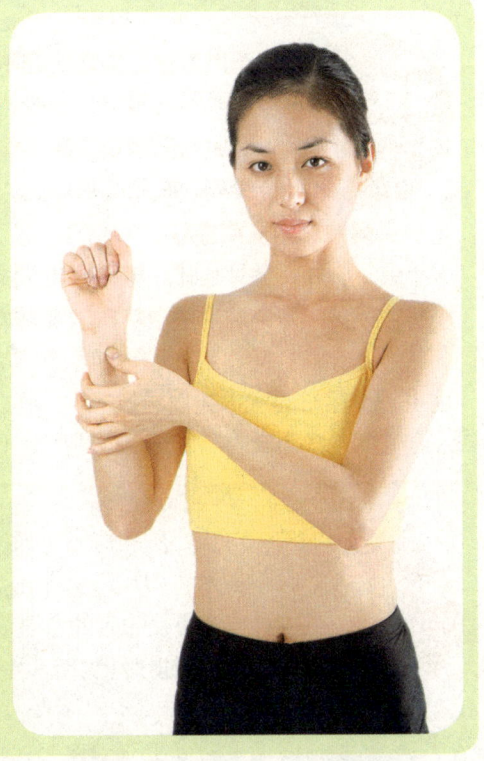

风湿性心脏病

发病原因

风湿性心脏病系风湿热后遗症,是因急性风湿热引起心肌炎后,遗留下来并以瓣膜病变为主的心脏病。症状为病变的瓣膜区出现相应的心脏杂音,心室、心房增大,后期出现心功能不全等。风湿性心脏病在二十世纪较常见,是风湿病变侵害心脏的结果,患者中女性多于男性。

早期症状

①**胸骨后疼痛**。尤其是在劳累或者紧张时,会经常突然出现胸骨后疼痛,伴有出汗。

②**心慌、气虚**。在剧烈运动或者进行体力活动时出现心慌、气短、疲劳和呼吸困难等症状。

③**心悸和胸痛**。在吃饭后或者感觉寒冷时、上楼、爬山以及看惊悚影片等情况下,可能都会出现心悸、胸闷、胸痛和呼吸不顺的症状。

④**半夜惊醒**。风湿性心脏病患者在晚间睡眠枕头低下时会感到憋气,需要提高枕位,经常会在噩梦过程中和熟睡时突然惊醒,需要静坐一段时间才能有所好转。

⑤**性生活障碍**。患者在进行性生活时会感到心悸、胸闷或胸痛等不适。

发病症状

①**风湿性二尖瓣关闭不全的发病症状**。心悸气短、肺水肿、咯血以及右心衰竭,一般情况下症状较轻。

②**主动脉瓣狭窄的发病症状**。疲劳、多汗和心悸、呼吸困难、心绞痛、眩晕或晕厥、心律失常,严重者甚至突然死亡。

③**三尖瓣狭窄的发病症状**。常出现易疲乏、食欲不振、恶心、呕吐、嗳气、右上腹不适、胀痛、全身水肿,颈部有扑动性不适感,极少数可发生晕厥、呼吸困难。

④**三尖瓣关闭不全的发病症状**。出现乏力、水肿、上腹胀痛、轻度黄疸等症状。

⑤**联合瓣膜病变的发病症状**。可引起肺动脉高压,肺动脉高压可使心室压力负荷过重,引起右心室扩大而导致三尖瓣关闭不全。联合瓣膜病变对心功能的影响是综合性的,多个瓣膜病变比单个瓣膜病变预后更差。

急救措施

①对于心脏病患者心跳突然停止跳动或者昏厥者,可采取心前区叩击术,即用拳头叩击心前区,连续3~5次,用中等的力度。这种方法可使患者的心跳恢复,脉搏跳动。

②病情严重的患者应尽快就近就医,以便及时进行治疗。

预防方法

◎ **积极做检查。** 为防止得病,在20岁左右(尤其是女性)可以做一次心脏彩超,以排除风湿性瓣膜病的患病风险。

◎ **预防感冒。** 平时注意增减衣服,预防感冒,防止患扁桃体炎、牙龈炎等,防止发生感染,尤其是呼吸道感染而引起风湿活动;感染时可以使用青霉素治疗,对青霉素过敏者可选用红霉素或林可霉素治疗,积极预防疾病。

◎ **注意休息,劳逸结合。** 在日常生活中要避免经常过度劳累,不熬夜,要适度调节和放松心情,注意休息,更要注重睡眠质量,最好能早睡早起。养成健康的生活习惯,对疾病的预防有积极作用。

◎ **防止链球菌感染。** 有风湿病的人尤其要注意预防感染,以免病情严重而得风湿性心脏病,平日要注意卫生,对猩红热、急性扁桃体炎、咽炎、中耳炎、淋巴结炎等急性链球菌感染要积极彻底治疗,以避免风湿热反复发作,加重心脏瓣膜的损害而得病。

饮食建议

◎ 适宜低盐饮食,严格控制钠盐摄入量,以免造成体内水钠潴留,加重心脏负担。

◎ 不宜食用苦寒、辛辣食物,否则容易加重病情,导致大便秘结,因排便困难而过于用力,进而加重心脏负担。

◎ 戒除烟酒、浓茶和咖啡。这些兴奋刺激性的饮料可使血压升高,导致心率加快,甚至诱发心律不齐,所以,风湿性心脏病患者应禁烟以及禁用兴奋、刺激性饮料。

◎ 适量摄取B族维生素,有助于预防心脏病、脑卒中以及血液凝结成块。所以,心脏病患者应该多吃蔬菜。

◎ 适量吃些鱼肉,可以减少心房纤维颤动的危险,降低患致命的心律失常的危险。不过吃鱼肉最好煮着吃,不要吃油炸的鱼肉。

宜吃食物

香蕉、橘子、苹果、大麦、西红柿、花生仁、杏仁、葱、黄豆、菠菜、马齿苋、花菜、猕猴桃、葵花籽、海带、甲鱼

忌吃食物

咸菜、酸菜、芥末、罐头、烤肉、咖啡、白酒、浓茶

>> 对风湿性心脏病有食疗作用的菜例

食疗菜例 蛤蜊拌菠菜

- **材料** 菠菜400克，蛤蜊200克

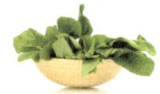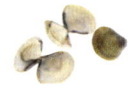

- **调料** 料酒15毫升，盐4克，鸡精1克
- **做法**
① 菠菜洗净，切成长度相等的段，焯水，沥干装盘待用。
② 将蛤蜊收拾干净，加盐、料酒腌渍，炒熟后加盐、鸡精调味，撒在菠菜上即可。

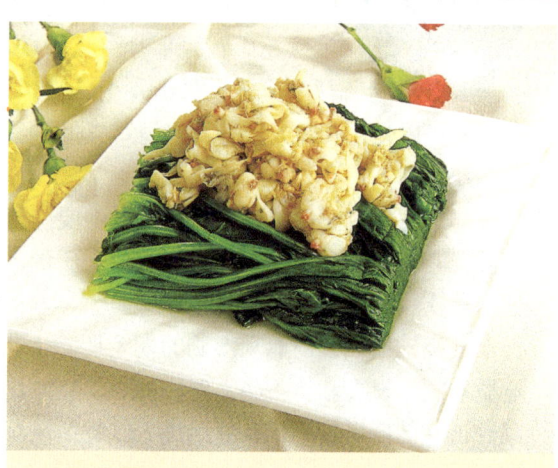

- **食疗原理**

蛤蜊具有降低血清胆固醇的作用，有利于预防心脑血管疾病；菠菜可以防止心脏缺氧。本品适宜风湿性心脏病患者常食。

食疗菜例 天麻苦瓜酿肉

- **材料** 天麻4克，川芎4克，茯苓4克，绿苦瓜300克，猪绞肉150克
- **调料** 甜椒末1大匙，盐适量，米酒、香油各1/4小匙，淀粉1小匙
- **做法**
① 苦瓜洗净，切成约2厘米长的圆柱状，去籽和白膜后铺于盘中。
② 绞肉加调味料搅拌，填入苦瓜。
③ 将川芎、茯苓、天麻洗净煎汁，淋于苦瓜上，放入蒸笼中蒸熟即可食用。

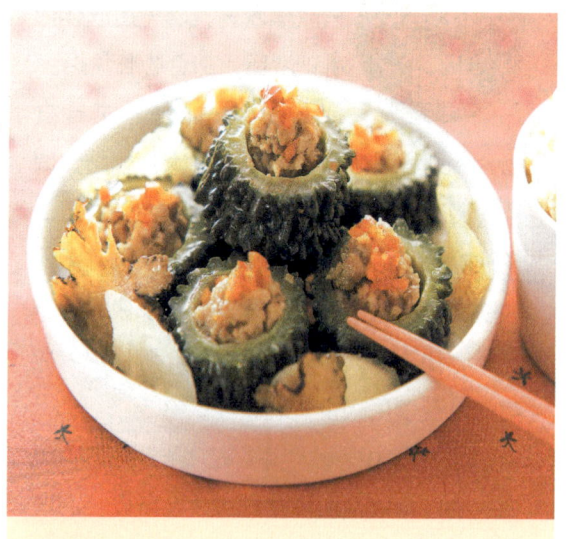

- **食疗原理**

天麻有增强免疫力的功效，对心脑血管病的控制有一定的作用，还能增加脑血流量，降低脑血管阻力。本品是适合风湿性心脏病患者食用的一道健康药膳。

>> 防治风湿性心脏病的药茶

对症药茶 决明子苦丁茶

- **材料** 炒决明子、苦丁茶各适量

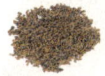 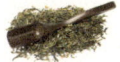

- **做法**
① 将炒决明子放入茶杯中。
② 将苦丁茶洗净倒入茶杯中，与炒决明子混合均匀。
③ 往茶杯中倒入沸水，冲泡10分钟，滤汁即可饮用。

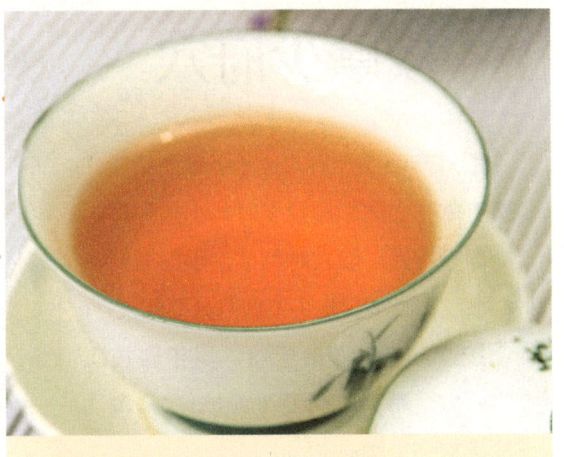

- **食疗原理**
决明子有降低胆固醇、降低血压的功效，对心脑血管疾病患者有一定的好处。风湿性心脏病患者经常饮用此品对健康有益。

对症药茶 丹参赤芍生地饮

- **材料** 赤芍、生地各15克，丹参10克，生甘草3克

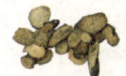 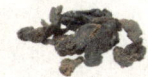

- **做法**
① 将赤芍、生地、丹参、甘草洗净，放入锅中。
② 锅中加水700毫升，大火煮开后转小火续煮10分钟即可关火。
③ 滤去药渣，留汁，分两次服用。

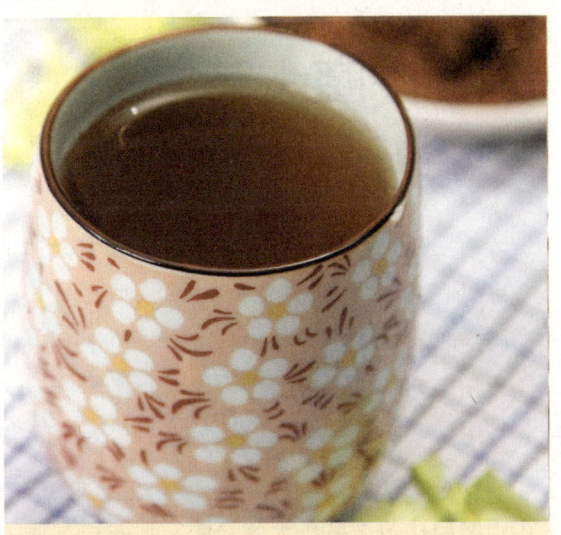

- **食疗原理**
丹参能扩张冠状动脉，改善心肌缺血、梗死和心脏功能，对风湿性心脏病患者的胸闷和心悸也有一定的疗效。本品适合风湿性心脏病患者饮用。

>> 防治风湿性心脏病的简易按摩法

按摩少府穴

【取穴方法】少府穴位于手掌面第四、第五掌骨之间。握紧拳时，小指尖接触处即少府穴。取穴时仰掌，手指屈向掌心横纹，当小指指尖下凹陷处即此穴。

【按摩方法】拇指弯曲，用指腹按压少府穴。每天早晚两手各按1次，每次揉按3～5分钟。

【按摩功效】能清热理气、舒经活络，缓解风湿性心脏病的不适症状。

【注意事项】按压至有酸胀感即止。

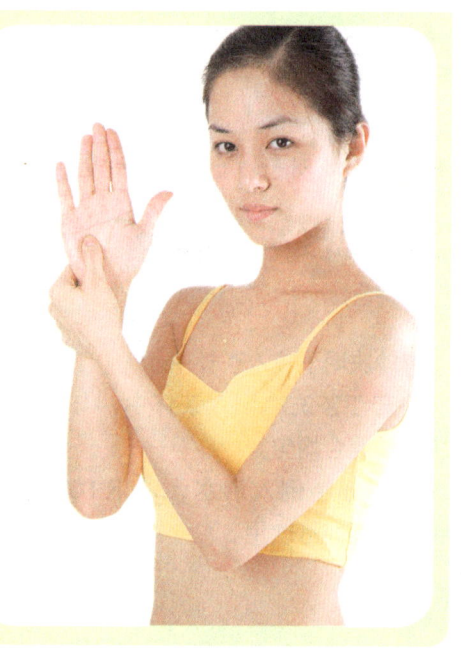

按摩大陵穴

【取穴方法】伸出手臂，在手掌与手臂的连接处，最靠近手掌的腕横纹中点处，掌长肌腱与桡侧腕屈肌腱之间，即为大陵穴。

【按摩方法】一手拇指弯曲，用指腹按压另一手的大陵穴，每次5分钟。对侧以同样的方法操作。

【按摩功效】按压大陵穴能起到安神养心、宽胸活络的作用，有助于保护心脏，适用于风湿性心脏病患者。

【注意事项】力度适中，有明显酸胀感即可停止。

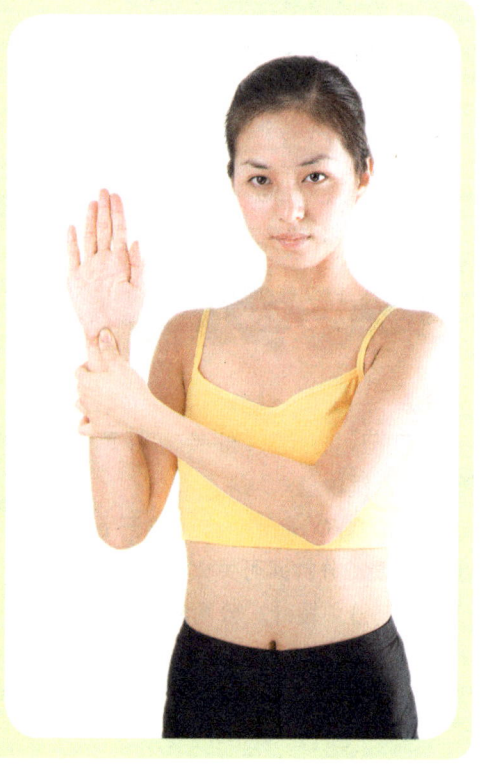

Part

常见脑血管疾病中医食养方

◎ 脑血管疾病是指由各种原因引起的脑动脉和脑静脉系统发生病变所造成的疾病。本章主要从常见脑血管疾病的发病原因、早期症状、发病症状、急救措施、预防方法、饮食调养等方面做了详尽的论述，并针对每种疾病精选了相应的食疗菜谱和药膳药茶，让健康的人群远离脑血管疾病，让脑血管疾病患者能够吃得健康，对症食疗。

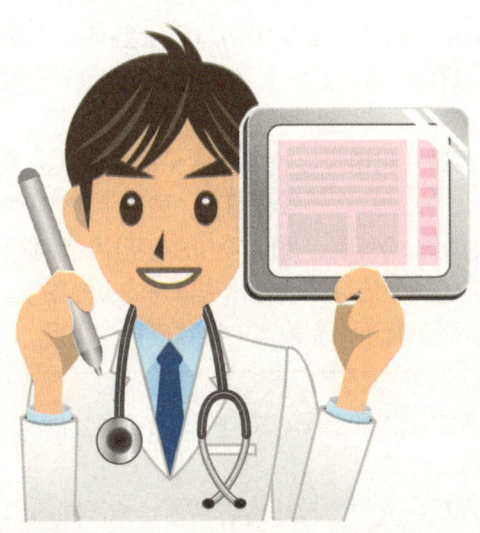

脑卒中

发病原因

脑卒中是一种突然起病的脑血液循环障碍性疾病，又叫脑血管意外，是指脑血管疾病病人因各种诱发因素引起脑内动脉狭窄、闭塞或破裂，而造成急性脑血液循环障碍，临床上表现为一过性或永久性脑功能障碍的症状和体征。高血压、动脉硬化为本病的主要致病因素，故本病多见于中老年人。

早期症状

①一侧面部或上下肢突然感到麻木、软弱无力、嘴歪、流口水。这是由于大脑供血不足，使大脑支配躯干的神经通路受损所致。
②突然出现说话困难，或听不懂别人的话。这是由于大脑皮层供血不足，影响了语言中枢。
③突然感到眩晕，身体摇晃，站不稳。这是由于小脑供血不足，影响其平衡功能所致。上述预兆可能是暂时性的，过些时候就消失，也可能反复发作或逐渐加重。
④出现短暂的意识不清或嗜睡。
⑤出现难以忍受的头痛。头痛由间断性变为持续性，或伴有恶心呕吐。

发病症状

①**口眼歪斜**。多伴有耳后疼痛，且因口眼歪斜有时伴流涎、言语不清。多由正气不足、风邪乘虚入中脉络、气血瘀阻所致。不同年龄均可罹患。脑卒中病口舌歪斜者多伴有肢体瘫痪或偏身麻木，病由气血逆乱、血随气逆、上扰脑窍而致脑髓神机受损，且以中老年人居多。
②**呕吐**。一般是伴随头痛一起出现，也非常常见，其特点是多为喷射状呕吐。如遇有呕吐咖啡色（酱油样或棕黑色）液体情况，则表示病情非常严重。
③**眩晕**。眩晕还多伴有呕吐或耳鸣，是脑卒中的症状中比较常见的。
④**口角流涎**。出现口角歪斜、流口水或食物从口角流出的现象。
⑤**突发的视力障碍**。表现为看不见左或右的物体或视觉缺损。

急救措施

①检查生命体征情况，如呼吸和心跳已经停止，就要马上做心肺复苏术。
②病人意识清醒，可让病人仰卧，头部略向后仰，以开通气道，不需垫枕头，并要盖上棉毯以保暖。
③对于失去意识的患者，应维持昏睡体位，以保持气道通畅。

预防方法

◎ 积极锻炼。 适当的锻炼可增加脂肪消耗,减少体内胆固醇沉积,提高胰岛素的敏感性,对预防肥胖、控制体重、增加循环功能、调整血脂和降低血压、减少血栓形成均有益处,是防治脑栓塞、脑梗死的积极措施。应根据个人的身体情况选择适当适量的体育锻炼及体力活动,以不感到疲劳为度。不宜做剧烈运动,如跑步、登山等,可进行散步、做柔软体操、打太极拳等有氧运动。

◎ 控制体重。 即保持或减轻体重,使体重指数维持在18.5~24.9千克/米^2,腰围小于90厘米。体重指数等于或高于25千克/米^{2}者,患脑卒中的危险将随体重指数增加而逐渐增加,且男性体重指数过高更易导致脑卒中发生。

◎ 戒烟限酒。 香烟中含三千多种有害物质,烟中的尼古丁吸入人体内,能刺激植物神经,使血管痉挛,心跳加快,血压升高,血中胆固醇增加,从而加速动脉硬化;过量饮酒则可能罹患高血压,而高血压正是导致脑卒中的一大风险因素。

◎ 合理饮食。 食物多样化,以谷类为主;多吃桃、橙、香蕉、菠菜、毛豆、甜薯、土豆等富含钾的食物,可降低血压,预防脑卒中。

饮食建议

◎ 应限制动物脂肪的摄入。少吃含胆固醇较高的食物,如蛋黄、鱼子、动物内脏、肥肉等,因为这些食物中所含有的饱和脂肪酸可使血液中胆固醇浓度明显升高,促进动脉硬化。

◎ 饮食中应有适量的蛋白质。要常吃些蛋清、瘦肉、鱼类和各种豆类及豆制品,以供给身体所需要的氨基酸。一般每日需饮牛奶及酸牛奶各一杯,因为牛奶中含有牛奶因子和乳清酸,能抑制体内胆固醇的合成,降低血脂及胆固醇的含量。

◎ 多吃新鲜的蔬菜和水果。新鲜的蔬菜和水果中含维生素C和钾、镁等,其中维生素C可降低胆固醇,增强血管的致密性,防止出血;钾、镁对血管有保护作用。

宜吃食物

菠菜、豌豆、萝卜干、荷兰豆、西葫芦、苦瓜、芋头、花菜、绿豆芽、豆角、丝瓜、马蹄、土豆、冬瓜

忌吃食物

狗肉、牛髓、鸡肉、羊髓、猪肾、鸭蛋、胡椒、白酒

>> 对脑卒中有食疗作用的菜例

食疗菜例 豆角炒牛柳

- **材料** 苦瓜100克,牛柳150克,豆角200克,豉汁适量

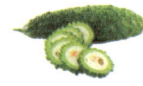 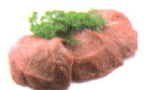

- **调料** 盐3克,蒜、葱白各适量
- **做法**
① 苦瓜洗净切长片;牛柳洗净切长条;豆角洗净,去筋,切长段;蒜洗净切片;葱白洗净切段;苦瓜焯熟,捞出。
② 烧热油,放入苦瓜片、牛柳、豆角段翻炒,加入蒜、葱白、豉汁、盐炒熟。

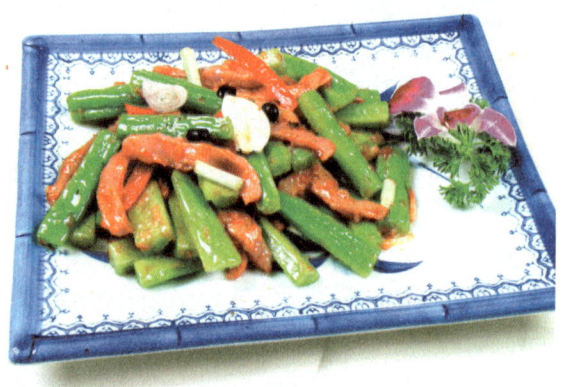

- **食疗原理**
豆角有促进胆固醇排泄的作用。本品有降低血压、防止动脉粥样硬化的功效,脑卒中患者食用尤为适宜。

食疗菜例 一品菠菜

- **材料** 菠菜300克,豆皮20克,熟花生米15克

 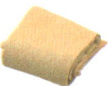 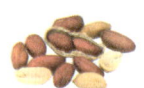

- **调料** 盐、味精、香油各适量
- **做法**
① 菠菜洗净,切成段;豆皮洗净,切条。
② 热锅下油,放入菠菜和豆皮翻炒至熟,再放入熟花生米。
③ 加入盐、味精和香油稍炒即可。

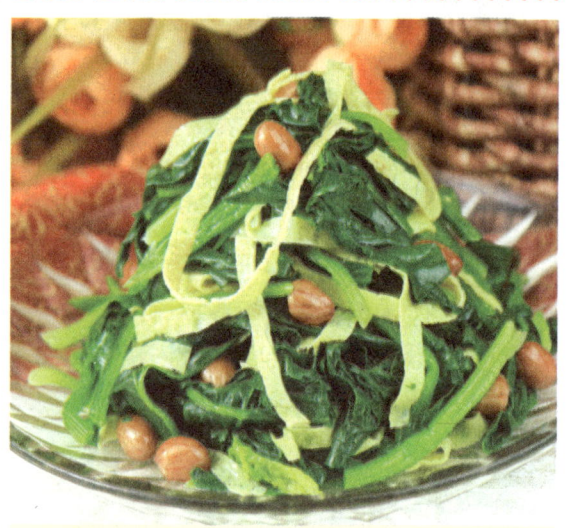

- **食疗原理**
菠菜中含有丰富的钾,钾在维持人体酸碱平衡、参与能量代谢、协助维持稳定的血压方面有重要作用。本品有降低血压的功效,脑卒中患者食用有一定的辅助治疗作用。

人参红枣粥

● **材料** 人参5克，红枣5颗，粳米50克

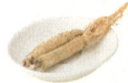 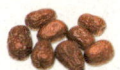

● **调料** 白糖适量

● **做法**

① 人参洗净；粳米洗净，泡软；红枣洗净，泡发。

② 砂锅中放入人参，倒入清水煮沸，转入小火煎煮，滤出残渣，保留人参的汤汁备用。

③ 加粳米和红枣，续煮至粳米熟透即可熄火，起锅前，加入适量白糖搅匀即可。

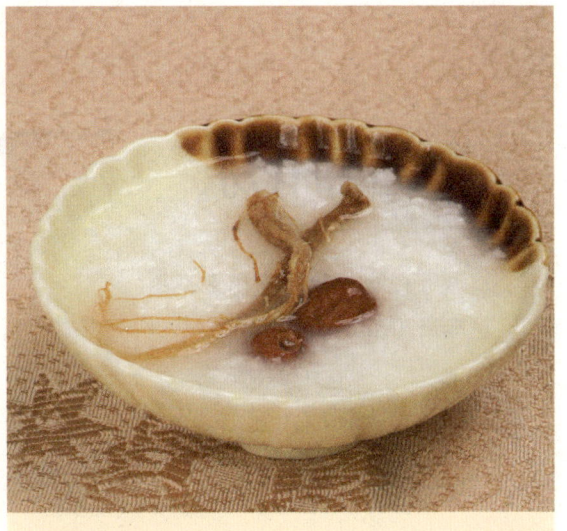

● **食疗原理**

人参能增加心肌收缩力，减慢心率，增加心输出量与冠脉血流量，可抗心肌缺血与心律失常。本品有保护心血管的功效，是脑卒中患者的食疗佳品。

黄芪山药鲫鱼汤

● **材料** 黄芪15克，山药15克，鲫鱼1条，米酒10毫升

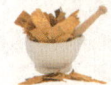 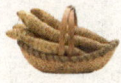 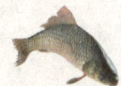

● **调料** 姜丝、葱丝、盐各适量

● **做法**

① 鲫鱼清理干净，在鱼的两面各划一刀备用。

② 黄芪、山药洗净，处理好，放入锅中，加水煮至沸腾。

③ 转中火，放入调味料和鲫鱼煮8~10分钟，待鱼熟后加入盐、米酒，并撒上葱丝、姜丝即可。

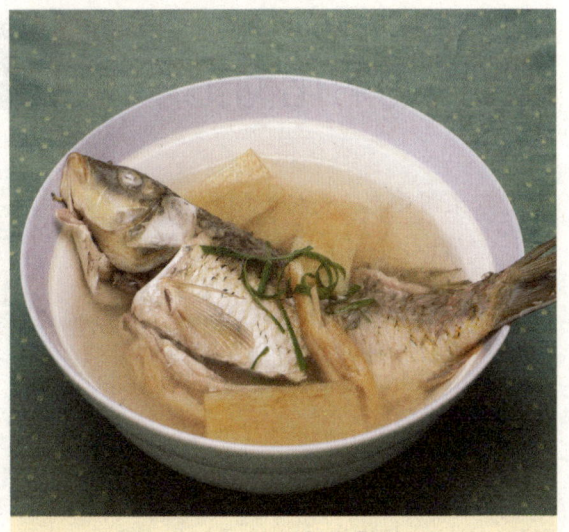

● **食疗原理**

黄芪含黄酮类、皂苷类等化学成分，有降低血液黏稠度、减少血栓形成的作用。本品有降低胆固醇、降低血压的功效，对脑卒中患者有一定的辅助治疗作用。

>> 防治脑卒中的药茶

对症药茶 赤芍菊花茶

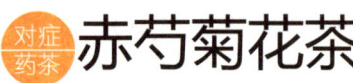

- **材料** 赤芍12克，黄菊花15克，冬瓜皮20克

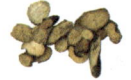 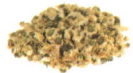 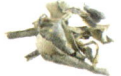

- **调料** 蜂蜜适量
- **做法**
① 将所有的药材清洗干净后备用。
② 将赤芍、黄菊花、洗净的冬瓜皮一起放入锅中煎煮成药汁。
③ 去除药渣后，调入蜂蜜即可。

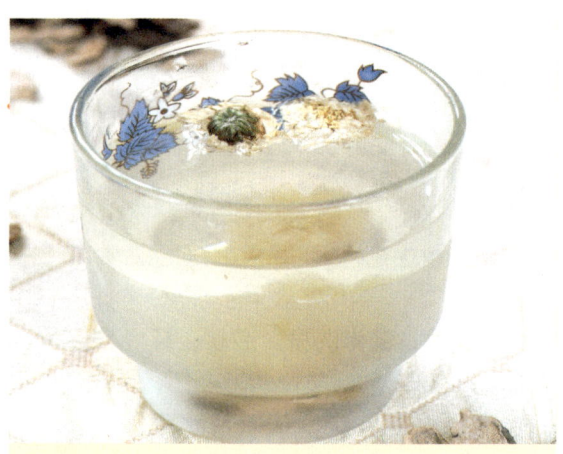

- **食疗原理**

菊花有调节心肌功能、降低胆固醇的功效。本品有降低胆固醇、保护血管的功效，适宜脑卒中患者食用。

对症药茶 柴胡菊花枸杞茶

- **材料** 柴胡10克，枸杞子10克，菊花5克

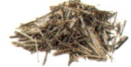 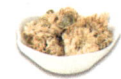

- **调料** 砂糖适量
- **做法**
① 柴胡洗净放入煮锅，加500毫升水煮开，转小火续煮约10分钟。
② 陶瓷杯先以热水烫过，再将枸杞子、菊花洗净与砂糖一起放入，取柴胡汁冲泡，约泡2分钟即可。

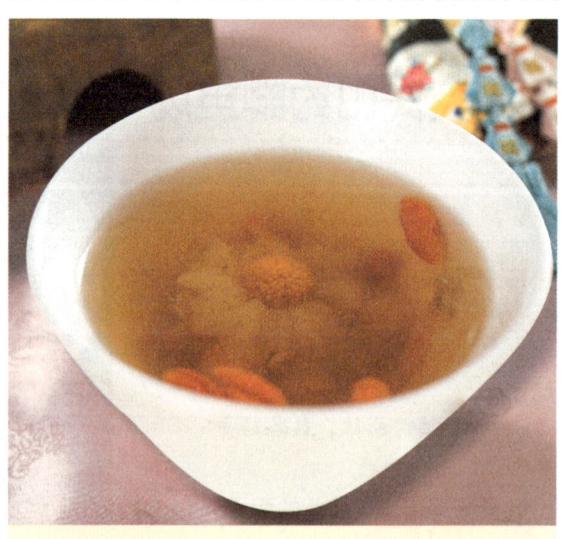

- **食疗原理**

菊花具有降血压、扩张冠状动脉和抑菌的作用。本品有降低血压、降低胆固醇、增强免疫力的功效，对脑卒中患者有较好的疗效。

防治脑卒中的简易按摩法

对症按摩　按摩百会穴

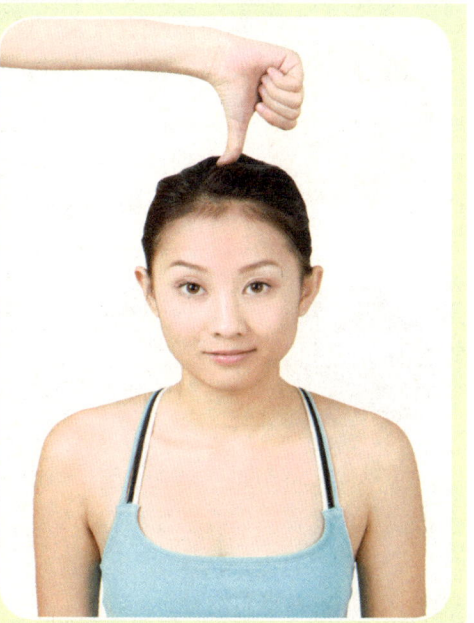

【取穴方法】采仰卧势，百会穴在人体的头部，头顶正中心，或两耳角直上连线的中点。

【按摩方法】医者用手掌按摩患者百会穴，分别按顺时针方向和逆时针方向各按摩50圈。

【按摩功效】按摩此穴位可治疗头痛、降低血压，缓解脑卒中症状。

【注意事项】按摩穴位前，应全身放松，闭眼仰卧在床上进行深呼吸。

对症按摩　按摩足三里穴

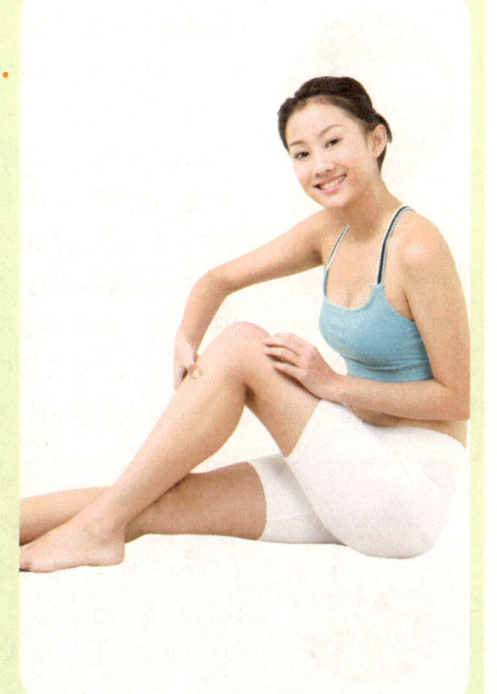

【取穴方法】屈膝成90度，由外膝眼（犊鼻穴）往下四横指，小腿两骨之间（胫、腓骨）距胫骨约一横指处即此穴。

【按摩方法】患者坐式屈膝，医者用大拇指的指腹推按此穴1～3分钟，先左后右。

【按摩功效】按摩此穴位可治疗脑卒中下肢不遂。

【注意事项】以患者感觉略微酸痛但完全可以承受为度，不可力度过大。

脑供血不足

发病原因

脑供血不足是指人脑某一局部的血液供应不足而引起的脑功能障碍。脑供血不足的病因与颈椎寰枢关节和颈5、颈6关节错位，刺激椎动脉引起动脉血管腔狭窄或血管痉挛，通过的血流量减少，致使所供应的脑区发生供血不足及某些原因造成的血液黏稠度增高、微血栓形成等有关。

早期症状

①肢体麻木，突然感到一侧脸部或手脚麻木，有的为舌麻、唇麻。
②暂时的吐字不清或讲话不灵。
③四肢无力或活动不灵。
④突然原因不明的跌倒或晕倒。
⑤短暂的意识丧失或个性和智力的突然变化。
⑥全身明显乏力，肢体软弱无力。
⑦恶心呕吐或血压波动。
⑧整天昏昏沉沉地处于欲睡、嗜睡状态。

发病症状

①**运动神经功能失灵**。脑供血不足会使人体运动功能神经失灵，常见的表现如突然嘴歪、流涎、说话困难、吐字不清、失语或语不达意、吞咽困难、一侧肢体无力或活动不灵、持物跌落、走路不稳或突然跌跤，有的则出现肢体痉挛或跳动。
②**感觉功能障碍**。由于脑供血不足而影响到脑部的分析区域、感觉器以及感觉神经纤维，常表现为面麻、舌麻、唇麻以及一侧肢体发麻或异物感；有的视物不清，甚至突然一时性失明；不少人有突然眩晕感；有的肢体出现自发性疼痛；还有的突然出现耳鸣、听力减退等症状。
③**精神意识异常**。如总是想睡，整天昏昏沉沉地睡，但不是过度疲劳所致，而是脑供血不足的先兆征象。也有人表现为失眠，有的人性格有些变化。

急救措施

①先让病人躺下，保持呼吸道通畅，取头低脚高姿势的卧位，解开衣领和腰带，注意保暖和安静。
②针刺人中、内关穴。
③拨打120，尽快将病人送医院救治。

预防方法

◎**加强体育锻炼**。运动是促进全身血液循环、改善脑供血不足的有效方法，如散步、慢跑、打太极拳等。

◎**忌烟酒**。吸烟能刺激外周血管收缩，不利于控制血压，并且会刺激动脉内壁，加重动脉硬化。长期饮酒可以导致血脂升高，特别是大量饮啤酒的人，易导致心肌脂肪增加、心脏肥大、血管硬化。所以，脑供血不足病人应戒烟酒。

◎**保持良好的心态和健康用脑**。平时看看电视、报纸，做些手工劳作或家务事，也可以参加一些文体活动，如唱歌、跳舞、练书法、打球等，颐养性情，增强脑的思维活动；避免情绪激动和过度疲劳。

◎**及时治疗疾病**。积极治疗影响血脂代谢的有关疾病，如糖尿病、甲状腺功能减退、肾病综合征、酒精中毒、胰腺炎、红斑狼疮等，均可干扰脂代谢，引起脑供血不足。治疗这些疾病主要是改善脑血液循环，可以在医生的指导下使用扩血管药物和银杏叶制剂等。

饮食建议

◎**饮食清淡不过饱**。饮食以清淡为宜，因为过咸饮食，钠会进入血管壁，使其增厚，从而使血压增高；进食量应适当，不宜过饱，否则身体过胖会加重心脏负担。

◎**减少脂肪的摄入量**。少吃动物性脂肪，如猪油、肥猪肉、黄油等。这类食物含饱和脂肪酸过多，脂肪容易沉积在血管壁上，增加血液的黏稠度；饱和脂肪酸还能够促进胆固醇的吸收和肝脏胆固醇的合成，使血清胆固醇水平升高。

◎**多食蔬菜水果**。蔬菜和水果含有大量维生素C、钾、镁元素。维生素C可调节胆固醇代谢，防止动脉硬化，同时可增加血管的致密性。

宜吃食物

土豆、红薯、南瓜、洋葱、芦笋、娃娃菜、丝瓜、西红柿、黄瓜、胡萝卜、香菇、金针菇、木耳、山药、玉米、草莓、香蕉、苹果

忌吃食物

猪肝、猪肾、鸡蛋黄、猪脑、鱿鱼、蟹黄、啤酒、羊髓

>> 对脑供血不足有食疗作用的菜例

食疗菜例 浓汤娃娃菜

- **材料** 娃娃菜300克，香菇10克，枸杞子5克

 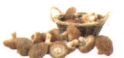

- **调料** 盐、鸡汤、香油各适量
- **做法**
① 娃娃菜洗净；香菇、枸杞子洗净。
② 将娃娃菜和香菇放入盘中，倒入鸡汤和香油，入蒸锅蒸熟。
③ 加入盐调味，撒上枸杞子即可。

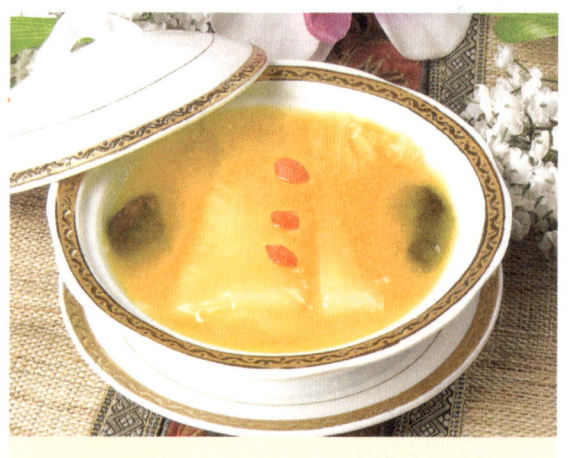

- **食疗原理**
娃娃菜有维持血压的功效；香菇能降血压、降血脂、降胆固醇。本品有保护血管弹性、维持正常血压的作用，脑供血不足患者食用尤为适宜。

食疗菜例 土豆丝粉条

- **材料** 土豆、粉丝各300克，青、红椒各50克，西红柿60克

 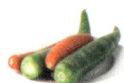

- **调料** 盐、醋各适量
- **做法**
① 土豆去皮，洗净，切丝；西红柿洗净，切片；青、红椒洗净，切丝；粉条洗净，泡发。
② 热锅下油，放入粉丝和土豆稍炒，加入青椒、红椒、西红柿和适量水焖煮。
③ 加入盐和醋焖至水干即可。

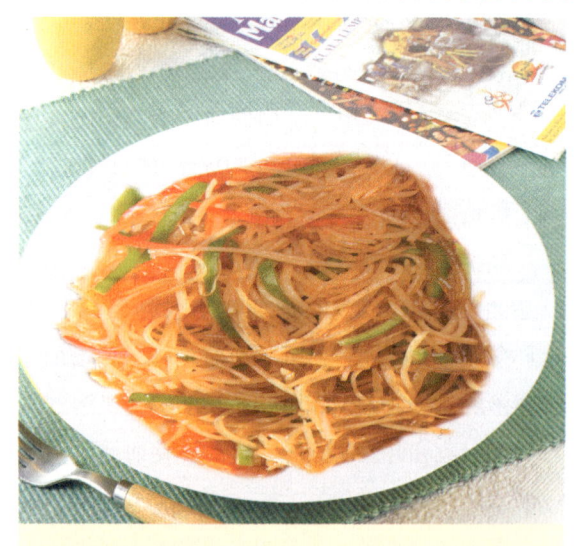

- **食疗原理**
土豆含有的黏液蛋白能预防心血管系统的脂肪沉积，保持血管的弹性。本品有保持血管弹性、降低胆固醇的功效，是脑供血不足患者的食疗佳品。

山楂冰糖羹

- **材料** 山楂30克，大米100克

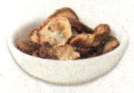 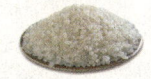

- **调料** 冰糖5克
- **做法**
① 大米洗净，放入清水中浸泡半小时；山楂洗净。
② 锅置火上，放入大米，加适量清水煮至七成熟。
③ 放入山楂煮至米粒开花，放入冰糖煮至溶化后调匀便可。

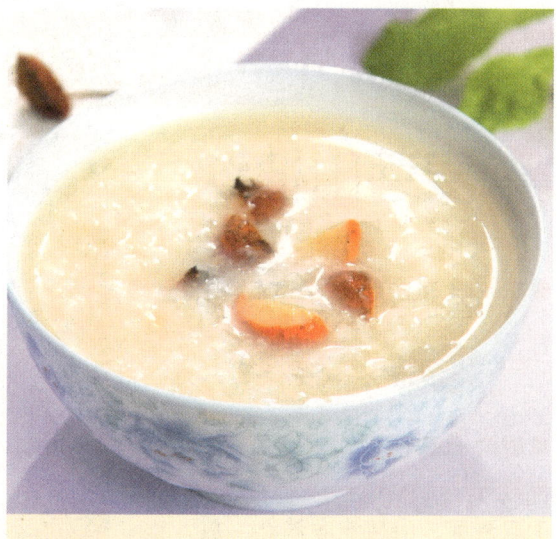

- **食疗原理**
山楂能显著降低血清胆固醇，有效防治动脉粥样硬化。本品有降低胆固醇的功效，对脑供血不足患者有一定的食疗效果。

冬瓜银杏姜粥

- **材料** 银杏20克，大米100克，冬瓜25克，高汤半碗

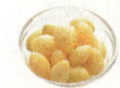 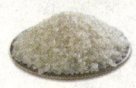 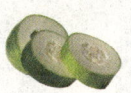

- **调料** 盐2克，胡椒粉3克，姜末、葱花各少许
- **做法**
① 银杏洗净；冬瓜洗净切块；大米洗净。
② 锅中加水，放大米、银杏煮熟。
③ 放入冬瓜、姜末，倒入高汤，改用小火煮至粥成，调入适量盐、胡椒粉、葱花即可。

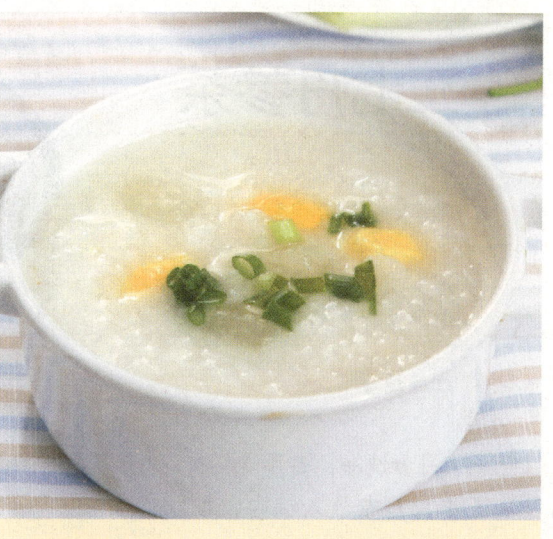

- **食疗原理**
冬瓜具有改善血糖水平、降低体内胆固醇、降血脂、防止动脉硬化等作用。本品有降低血脂、改善大脑功能的作用，适宜脑供血不足患者食用。

>> 防治脑供血不足的药茶

对症药茶 麦芽山楂饮

- **材料** 麦芽10克，山楂3克

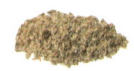 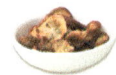

- **调料** 红糖适量
- **做法**
① 取麦芽、山楂洗净炒熟，放入锅中，加1碗水煎煮。
② 煮15分钟后加入红糖，稍煮。
③ 滤去渣，取汁饮用。

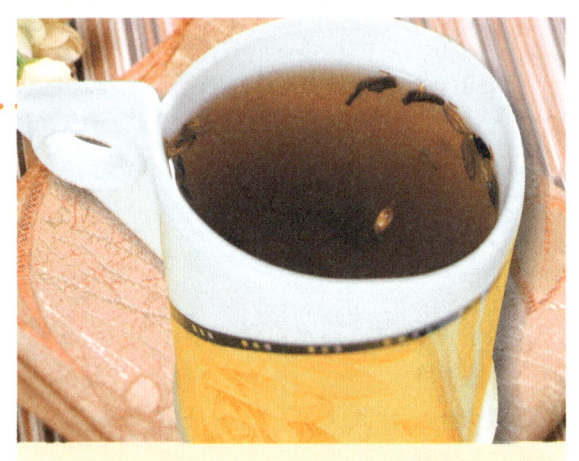

- **食疗原理**
山楂有降低血压、降低胆固醇、抗心律不齐和强心的功效。本品有降低胆固醇、血压的功效，脑供血不足患者食用尤为适宜。

对症药茶 三七丹参茶

- **材料** 三七、丹参各8克

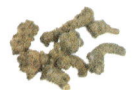 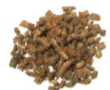

- **调料** 红糖适量
- **做法**
① 三七、丹参洗净，备用。
② 将三七、丹参放入锅中，加水适量，大火煮开后转小火煮15分钟。
③ 滤去药渣后，加红糖即可饮用。

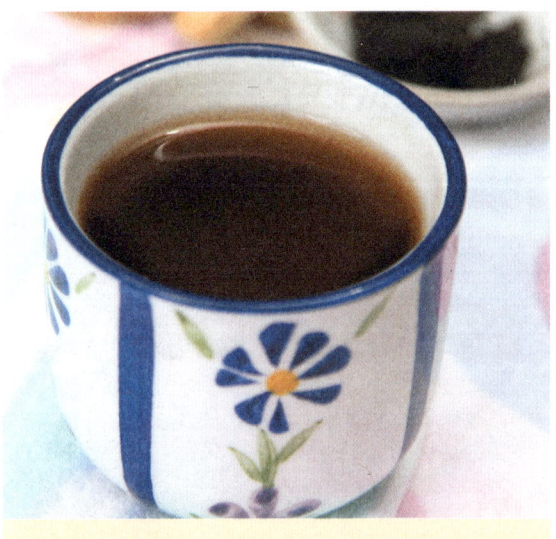

- **食疗原理**
三七可抑制血栓形成，抗血小板聚集，并可以溶解已形成的血栓，增加心肌血流量。本品有抑制血栓、改善心肌缺血的功效，适宜脑供血不足患者食用。

防治脑供血不足的简易按摩法

按摩太阳穴

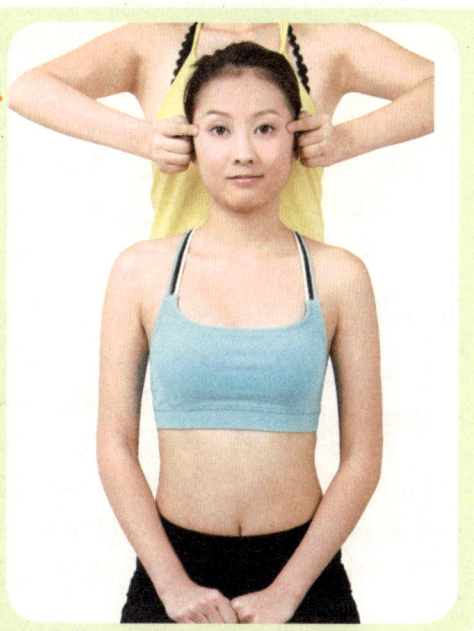

【取穴方法】正坐位或侧伏位，在颞部，当眉梢与目外眦之间，向后约一横指的凹陷处。

【按摩方法】患者取坐姿，医者将手掌搓热，贴于患者太阳穴，稍稍用力，顺时针转揉10～20次，逆时针再转揉相同的次数。

【按摩功效】按摩此穴位可缓解脑供血不足引起的头痛症状。

【注意事项】患者过饱时不宜按摩。

按摩风池穴

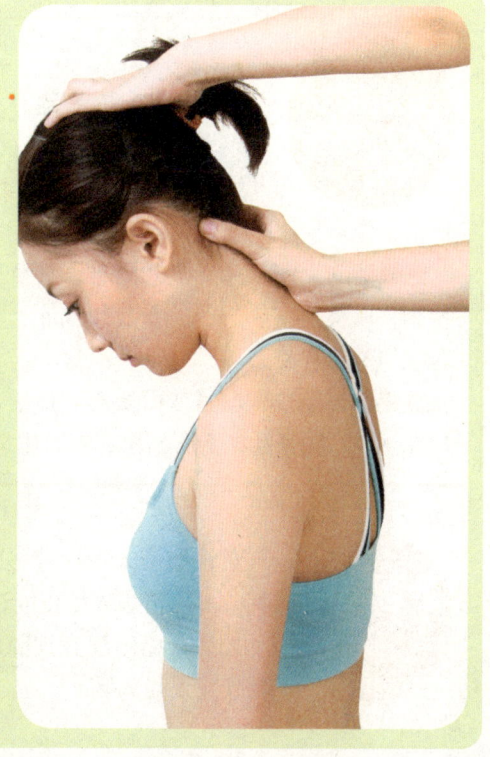

【取穴方法】当枕骨之下，与风府穴相平，胸锁乳突肌与斜方肌上端之间的凹陷处。

【按摩方法】医者以两手指罗纹面紧按患者风池穴部位，用力旋转按揉几下，随后按揉脑后，做30次左右，以有酸胀感为宜。

【按摩功效】按摩此穴对脑供血不足引起的头晕、头痛有效。

【注意事项】患者在按摩过程中有胸闷、心慌时，应告诉医生，以便医生及时采取相应的措施。

脑血管硬化

发病原因

脑血管硬化是指脑部血管弥漫性粥样硬化、管腔狭窄及小血管闭塞致使脑部供血减少引起的一系列病理变化。高血压、高血脂、动脉壁长期痉挛、吸烟等都可造成脑血管硬化。此病为中枢神经系统常见病，其临床特点为进行性脑功能减退，并发脑梗死、脑出血以及脑部弥漫性损害。

早期症状

①**头晕头痛**。头晕头痛多在前额部和枕部，性质多为钝痛，在体位变化时最易出现或使原有症状加重。

②**感觉走路不稳**。如基底部的动脉硬化时，可有眩晕、眼球震颤、恶心、面部肌肉麻痹感，有的伴随着吞咽困难。

③**记忆力减退**。注意力不集中，脑力劳动能力降低，感觉工作、学习都很吃力，近事忘得快，往事记得清，但记忆力缺损不明显。

④**睡眠障碍**。表现为入睡难、多梦、易惊醒。

发病症状

①**记忆力缺损**。除存在近事记忆显著障碍外，远事记忆亦受损。患者无法叙述自己的经历，甚至不认识自己的家人。

②**计算、判断和理解力进行性减退**。出现意识障碍，无法完成日常工作。

③**思维活动缓慢**。患者联想困难，甚至思维不连贯，言语重复或啰唆，有时出现妄想，以被迫害妄想、关系妄想和罪恶妄想多见。有时出现听幻觉或嗅幻觉，内容多与幻想有关。

④**性格与情感改变**。常变得淡漠、孤僻、懒散、吝啬、幼稚、不讲整洁，甚至随地便溺。行为紊乱，无所事事，有时出现冲动、攻击行为，自制力障碍。

急救措施

①对轻型病人可让其平卧，头高30度左右；无论采取何种运输工具，都应将病人尽可能在1～2小时内送至医院。

②如病人已出现意识障碍、呕吐等症状，可将头侧向一边，以免呕吐物误吸入肺。

预防方法

◎ **加强体力和体育锻炼。** 运动有利于改善血液循环，促进脂类物质消耗，减少脂类物质在血管内沉积，增加纤维蛋白溶酶活性及减轻体重，因此应坚持力所能及的家务劳动和体育锻炼。

◎ **保持良好的作息习惯。** 良好的作息习惯是养成健康身体的重要保证。25～55岁之间的人，每天早上5～7点间起床，可以将血液的黏稠度降到最低；晚上9～11点之间休息，可以充分保障身体各个机能有效地自行调理，对一天以来的身体欠缺进行修复。

◎ **忌过量饮酒。** 过量饮酒可使心肌纤维变性，失去弹性，心脏扩大，胆固醇增高，血管硬化，所以不可过量饮酒。

◎ **保持良好的心态。** 良好的情绪对于健康而言无疑是积极的、正面的因素，有益于身体健康。

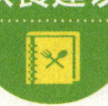
饮食建议

◎ 常用植物油，少吃动物脂肪。植物油含不饱和脂肪酸，可促进血清胆固醇降低；而动物脂肪，如猪油、奶油、肥肉、动物内脏等含胆固醇较高。

◎ 适量摄入蛋白质和海产品。饮食中缺乏蛋白质同样会发生血管硬化。蛋白质含动物蛋白和豆类蛋白，可提供身体必需的氨基酸。饮牛奶以去脂为佳。海产品如海带、海鱼等含有丰富的碘、铁、钙、硒、蛋白质和不饱和脂肪酸，被公认为是大脑营养剂、血液稀释剂，具有降低胆固醇、防止动脉硬化之功效。

◎ 少吃甜食。多吃糖会使糖转化为脂肪，造成肥胖，使血脂升高，加重病情。

宜吃食物

山药、玉米、土豆、南瓜、西红柿、金针菇、马蹄、萝卜、冬笋、丝瓜、黄瓜、香菇、黑木耳、草莓、淡菜

忌吃食物

狗肉、猪肝、猪肾、鸡肉、鹅肉、鸭蛋、蛋黄、虾皮、乌贼

对脑血管硬化有食疗作用的菜例

食疗菜例 山药炒胡萝卜

● **材料** 山药、胡萝卜各200克

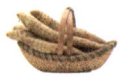 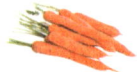

● **调料** 冰糖、蜂蜜、盐各适量

● **做法**

① 山药、胡萝卜洗净,去皮,切块,分别焯水,沥干。

② 冰糖、蜂蜜、盐,加清水放入锅中煮,待汤汁熬至浓稠时,加入山药、胡萝卜翻炒均匀即可。

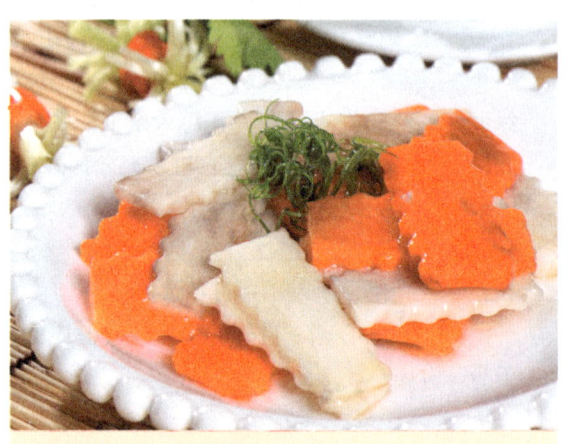

● **食疗原理**

山药可减少血液中胆固醇的含量,保持血管弹性,防止动脉硬化,避免肥胖。本品有降低胆固醇、防治动脉硬化的功效,适宜脑血管硬化患者食用。

食疗菜例 金针菇荷兰豆

● **材料** 金针菇150克,荷兰豆200克

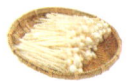 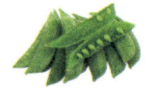

● **调料** 盐2克,生抽、醋适量

● **做法**

① 金针菇洗净备用;荷兰豆洗净,撕去老筋,取豆荚切丝。

② 将金针菇、荷兰豆分别放入沸水中焯熟,捞出沥水,装盘。

③ 加入盐、生抽、醋,拌匀即可。

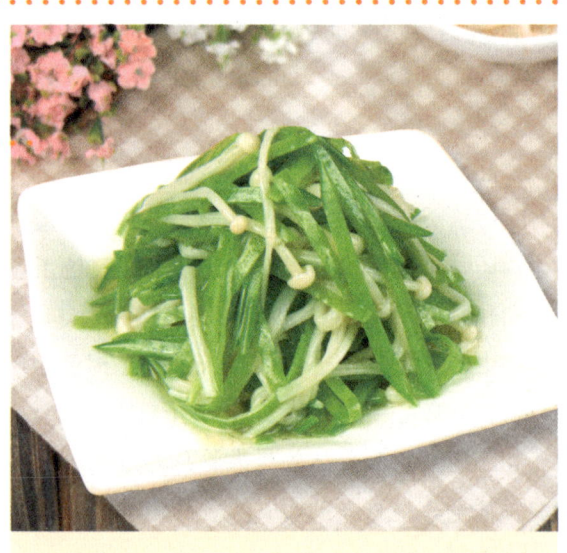

● **食疗原理**

金针菇能抑制血脂升高,降低胆固醇,防治高脂血症,还可增强体内的生物活性。本品有降低胆固醇、增强新陈代谢的功效,是脑血管硬化患者的食疗佳品。

赤芍鳝鱼汤

- **材料** 当归8克，土茯苓、赤芍各10克，鳝鱼、蘑菇各100克

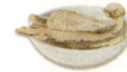 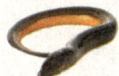 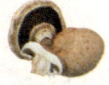

- **调料** 盐5克，米酒10毫升
- **做法**
① 鳝鱼洗净，切小段；当归、土茯苓、赤芍、蘑菇洗净，备用。
② 将当归、土茯苓、赤芍、蘑菇、鳝鱼放入锅中，以大火煮沸后转小火续煮20分钟。
③ 加入盐、米酒调味即可。

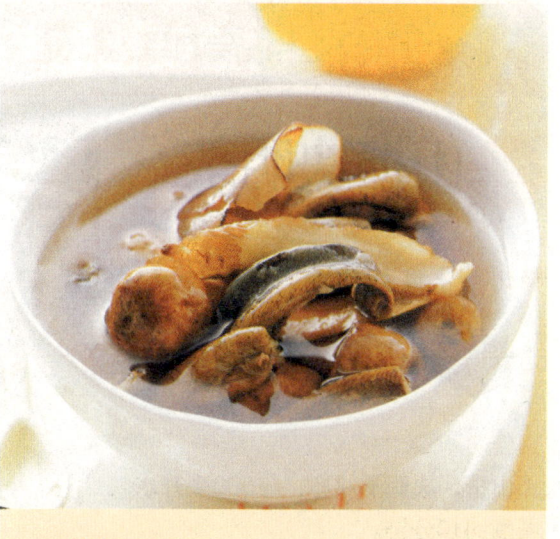

● **食疗原理**
鳝鱼中含有丰富的卵磷脂，可除去附在血管壁上的胆固醇，防止血管硬化，预防心血管疾病。本品有降低胆固醇、防止血管硬化的功效，适宜脑血管硬化患者食用。

山楂郁李仁粥

- **材料** 山楂、郁李仁各适量，大米100克

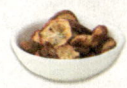 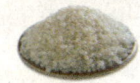

- **调料** 盐2克
- **做法**
① 大米泡发洗净；郁李仁洗净；山楂洗净，切成薄片。
② 锅置火上，倒入清水，放入大米，以大火煮至米粒开花。
③ 加入郁李仁、山楂同煮至浓稠状，调入盐拌匀即可。

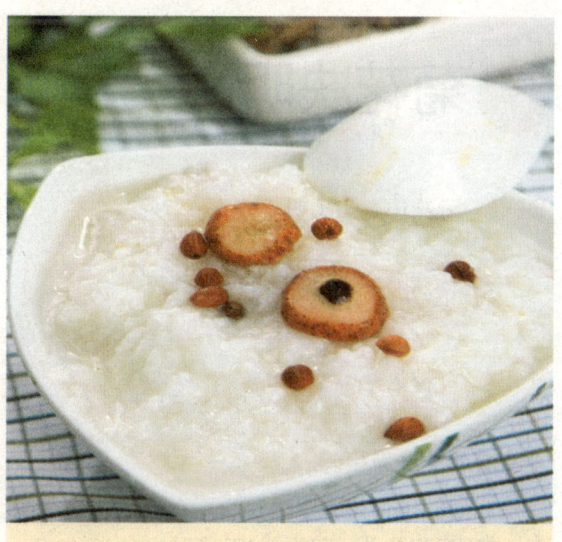

● **食疗原理**
山楂能显著降低血清胆固醇及三酰甘油，有效防治动脉粥样硬化。本品有降低血脂、防止动脉粥样硬化的功效，是脑血管硬化患者的食疗佳品。

防治脑血管硬化的药茶

山楂决明茶
对症药茶

● **材料** 决明子、山楂、杭菊各10克

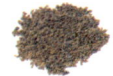 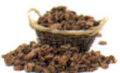

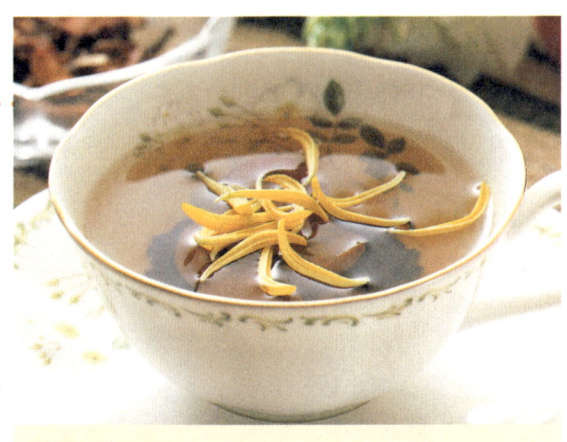

● **做法**
① 山楂、决明子冲净，与500毫升水同煮约10分钟。
② 瓷杯以热水烫过，放入洗净的杭菊，将山楂和决明子水倒入杯中，待杭菊泡开，即可饮用。

● **食疗原理**
决明子和山楂均有降低胆固醇、降低血压的功效。本品有降低血压、缓解脑血管硬化的功效，对脑血管硬化患者有一定的辅助食疗作用。

菊花决明饮
对症药茶

● **材料** 菊花10克，决明子15克

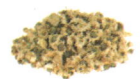 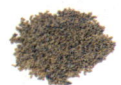

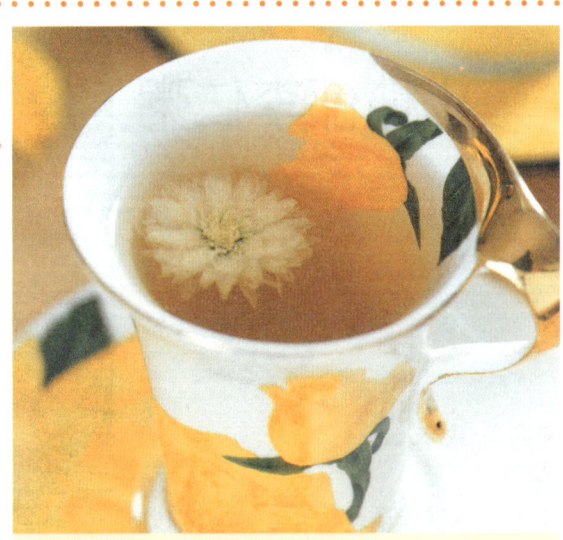

● **调料** 白糖适量
● **做法**
① 将决明子洗净捣碎。
② 将洗净的菊花和决明子一同放入锅中，加水600毫升，煎煮成400毫升。
③ 过滤，取汁，加入适量白糖即可饮用。

● **食疗原理**
菊花能增加人体钙质，调节心肌功能，降低胆固醇。本品有缓解脑血管硬化、降低血压的功效，适宜脑血管硬化患者饮用。

Part 2　常见脑血管疾病中医食养方　　069

>> 防治脑血管硬化的简易按摩法

按摩太阳穴

【取穴方法】正坐位或侧伏位，在颞部，当眉梢与目外眦之间，向后约一横指的凹陷处即为太阳穴。

【按摩方法】患者取坐姿，医者将手掌搓热，贴于患者太阳穴，稍稍用力，顺时针转揉10～20次，逆时针再转揉相同的次数。

【按摩功效】按摩此穴位可治疗脑血管硬化引起的头痛。

【注意事项】患者应放松心情。

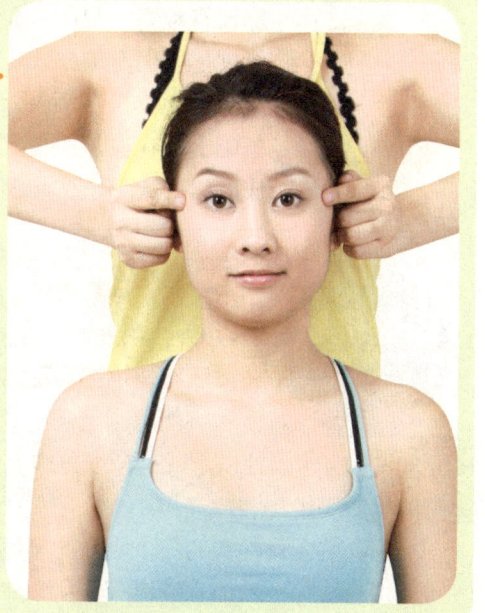

按摩风池穴

【取穴方法】当枕骨之下，与风府穴相平，胸锁乳突肌与斜方肌上端之间的凹陷处。

【按摩方法】医者以两手指罗纹面紧按患者风池穴部位，用力旋转按揉几下，随后按揉脑后，做30次左右，以有酸胀感为宜。

【按摩功效】按摩此穴对脑血管硬化引起的头晕、头痛有效。

【注意事项】患者在过饥、过饱、过度疲劳时不宜进行按摩。

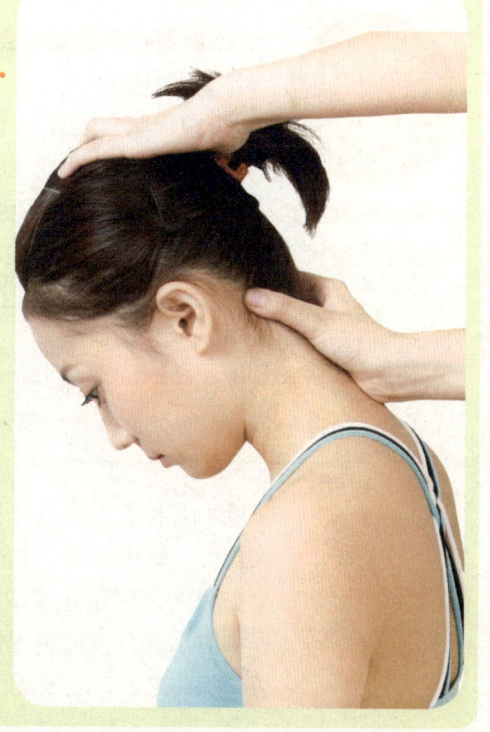

脑血管栓塞

发病原因

脑血管栓塞，又叫脑血管堵塞。脑血栓比较常见的病因是动脉粥样硬化，但是糖尿病、高脂血症和高血压等都能够加速其发展。脑血栓通常是在颅内外供应脑部的动脉血管壁发生病理性改变的基础上，在血流缓慢、血液成分改变或血液黏度增加等情况下形成血栓，从而导致血管闭塞。

早期症状

①**经常频繁地打哈欠**。缺血性脑血栓患者，绝大多数人在发病前5～10天会频繁地打哈欠，出现哈欠不止的症状。

②**血压无法维持在正常水平**。脑血栓患者在患病之前经常会出现血压突然急剧上升或者急剧下降的现象。一般情况下，血压急降至80／50毫米汞柱以下或是持续急剧上升到200/120毫米汞柱以上，都是脑血管栓塞的早期症状。

③**头痛**。脑血管栓塞的一个明显的早期症状是患者会有突发性的剧烈头痛，而且可能伴有嗜睡、抽搐、昏迷等症状，有时候因为咳嗽也会导致或者加重头痛的症状，更有甚者常因为头痛剧烈而在夜间无法入睡。

发病症状

①**脑血管栓塞发病时会出现"三偏"症状**。即偏瘫、偏身感觉障碍和偏盲。

②**精神症状**。表现为不同程度的失语、失用以及失认，也有部分患者因为原发性视觉神经萎缩从而出现失明症状。

③**背外侧部症状**。梗死、眩晕、眼球震颤以及神经麻痹。

④**病灶侧症状**。耳鸣以及耳聋，病灶侧面部以及肢体感觉消失。

⑤**高热和昏迷**。高热和昏迷是比较常见的发病症状，针尖样瞳孔和四肢软瘫通常是大脑后动脉病灶所致。

⑥**出现经常性的头痛和头晕**。这种头痛和头晕经常会伴随嗜睡的现象，因为头痛和头晕，所以患者会很频繁地睡觉。偶尔会伴随恶心和呕吐症状。

急救措施

①脑血管栓塞并发危急且是在医院的话，应该告诉医生患者的真实情况，积极配合医生的治疗。

②如果病发时是在家中，那么在拨打120急救电话时应该说清楚发病时最为危急的情况，比如呼吸困难、昏倒在地、心前区剧痛等。除此之外，还要及时说清楚病人的相关信息。

预防方法

◎ **控制好原发性疾病。** 脑血管栓塞与高血压、糖尿病和高脂血症等有一定的关系，预防脑血管栓塞一定要控制好原发病，平时注意定期检查，并且按医嘱服用降压、降糖、抗血小板聚集等药物，控制好血压、血糖以及血脂的水平。

◎ **适当锻炼。** 运动能够帮助我们增强自身抵抗力，经常坚持适合自己的体育运动是预防疾病的一个良好方法。

◎ **保持情绪舒畅。** 避免长期处于紧张的工作和生活压力下，也尽量避免焦虑、愤怒、悲伤等不良情绪，学会自我调节，自我排解不良情绪，乐观地生活。

◎ **防止生活无规律。** 要有正常的生活节奏以及生活规律，不能经常熬夜，避免作息无规律。

◎ **尽量不穿衣领过高、过紧和过硬的衣服。** 因为颈部是人体一个重要的部位，它上连大脑，下接躯干，中轴为颈椎，内藏丰富的神经组织，颈部两侧的动脉是血液输向头部的通道，所以不要穿不适宜颈部活动的衣服。

饮食建议

◎ **饮食宜清淡。** 脑血管栓塞患者可适量多摄入蛋白质、维生素以及纤维素。

◎ **饮食宜细软。** 脑血管栓塞患者食用的食物的烹饪方式最好是蒸、煮、炖、熬、清炒、氽、温拌等，切忌煎、炸、烤等烹饪方式。

◎ **低盐饮食。** 脑血管栓塞患者要控制好盐的摄入量，平时不能吃太咸的食物，少吃或不吃腌制食品。

◎ **切忌进食时狼吞虎咽。** 吃饭快容易导致摄食过多，进而导致肥胖。一般人进食量达到正常胃容量时就会向大脑的神经中枢传递"吃饱了"的信号，大脑接到信号后会发出食欲降低的指令。如果过快地进食，当大脑反馈回降低食欲指令时，你已经摄入了超量的食物，久而久之就会导致肥胖，对脑血管栓塞病情有不利影响。

芹菜、酸奶、山楂、西红柿、黑木耳、玉米、苹果、猕猴桃、柚子、木瓜、橘子、大蒜、茶叶、胡萝卜、海带

咸菜、酸菜等腌制食品，白糖、巧克力、蛋糕

》对脑血管栓塞有食疗作用的菜例

食疗菜例 海带海藻瘦肉汤

● **材料** 瘦肉350克,海带、海藻各适量

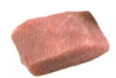 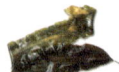 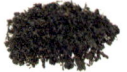

● **调料** 盐3克

● **做法**
① 海带洗净,切片;海藻洗净。
② 将瘦肉洗净切件,焯水备用。
③ 将瘦肉、海带、海藻放入锅中,加入清水,炖2小时至汤色变浓后,调入盐即可。

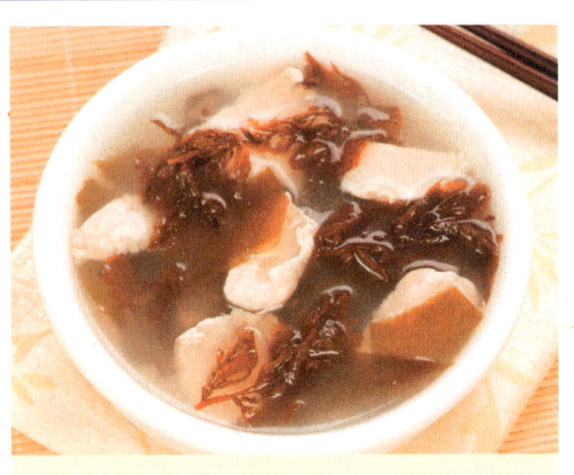

● **食疗原理**
经常食用海带对高血压有一定的防治作用;瘦肉可满足患者的营养需求。本品是适合脑血管栓塞患者的一道食疗佳品。

食疗菜例 核桃仁猪蹄汤

● **材料** 核桃仁100克,猪蹄300克,花生米50克,高汤适量

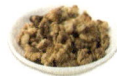 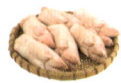 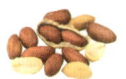

● **调料** 味精3克,盐适量

● **做法**
① 将猪蹄收拾干净,切块。
② 核桃仁、花生米洗净备用。
③ 炒锅上火,倒入高汤,下入猪蹄、核桃仁、花生米,调入盐、味精,煲至熟即可。

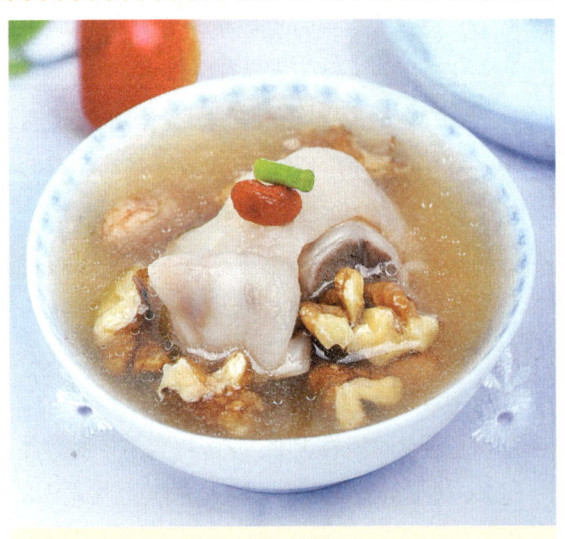

● **食疗原理**
核桃仁有降低胆固醇的作用,适宜脑血管栓塞患者食用,可预防高血脂和高血压。本品适合脑血管栓塞的患者经常食用。

西红柿双芹汁

● **材料** 西红柿2个，芹菜20克，水芹20克

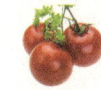 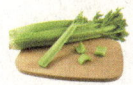 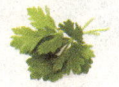

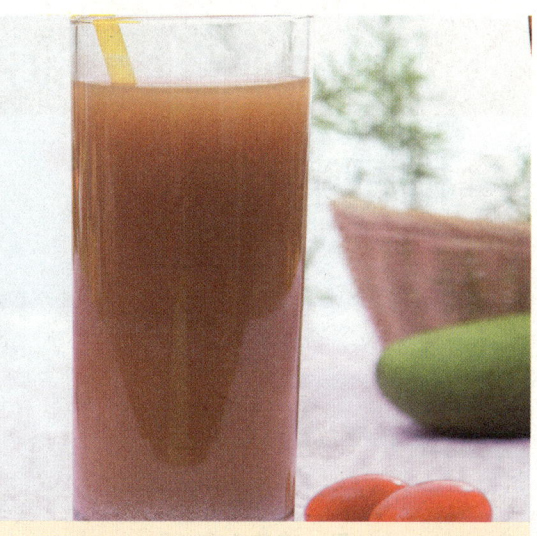

● **做法**
① 西红柿洗净，切成小块；芹菜、水芹分别洗净，切成小段，放置备用。
② 将所有材料放入榨汁机，榨汁后即可饮用。

● **食疗原理**
食用西红柿可预防动脉粥样硬化；芹菜对预防高血压和缓解脑梗死病情有明显的疗效。此品可预防脑血管栓塞，适合脑血管栓塞患者食用。

山楂苹果羹

● **材料** 山楂干20克，苹果50克，大米100克

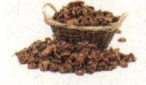 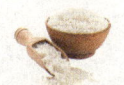

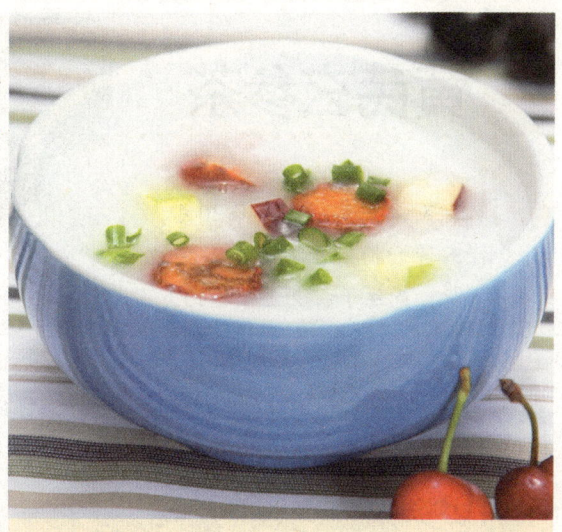

● **调料** 冰糖5克，葱花少许
● **做法**
① 大米淘洗干净，浸泡；苹果洗净，切小块；山楂干用温水泡后洗净。
② 把大米放入锅中，加水煮熟。
③ 再放入苹果、山楂干煮至米烂，放入适量冰糖熬至溶化后调匀，撒上葱花即可。

● **食疗原理**
山楂能显著降低血清胆固醇及三酰甘油，有效防治动脉粥样硬化；苹果对推迟和预防动脉粥样硬化的发作有明显作用。本品十分适合脑血管栓塞患者食用。

>> 防治脑血管栓塞的药茶

枸杞菊花茶

● **材料** 白菊花8克，枸杞子15克，薄荷5克，白开水1杯

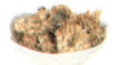 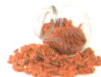 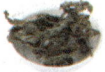

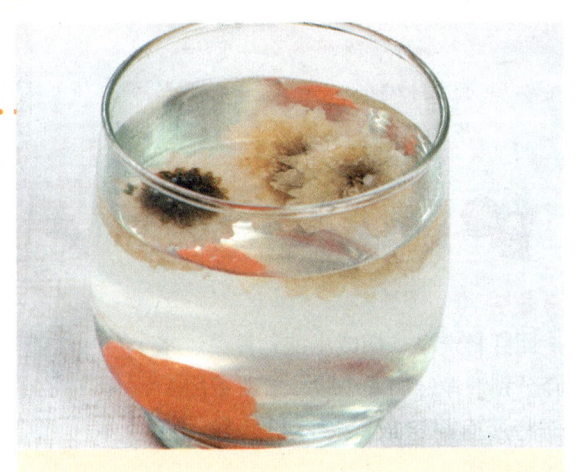

● **做法**
① 将菊花、枸杞子、薄荷洗净备用。
② 将上述三味药材放入保温杯中，用沸水冲泡。
③ 加盖闷10～15分钟即可，代茶频饮。

● **食疗原理**
枸杞子可治疗腰膝酸软、头晕目眩；菊花可缓解头痛、心胸烦热等病症。本品适合脑血管栓塞患者用于减轻症状时饮用。

黄芪玄参茶

● **材料** 黄芪、玄参、党参各20克，玉竹、枸杞子、天冬、生地黄、菟丝子、女贞子各15克

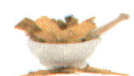 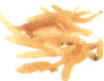 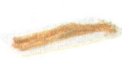

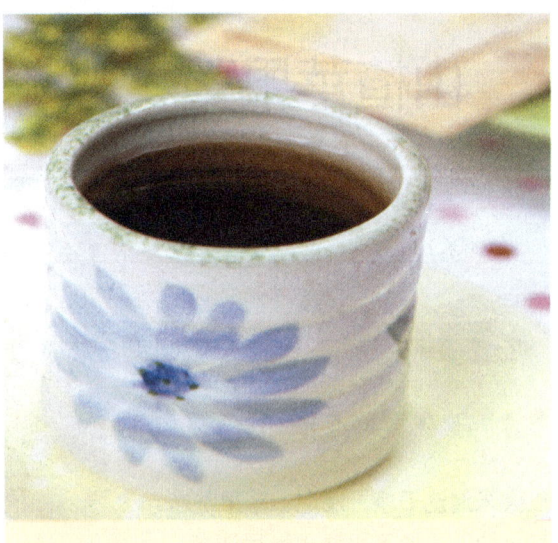

● **做法**
① 所有材料洗净，加水煎沸20分钟。
② 煎两次，兑匀，每日一剂，分两次服用。

● **食疗原理**
黄芪能够有效降低血液黏稠度、减少血栓形成、降低血压、保护心脏的作用。本品最适合气血两虚以及有高血压的脑血管栓塞患者食用。

防治脑血管栓塞的简易按摩法

按摩太白穴

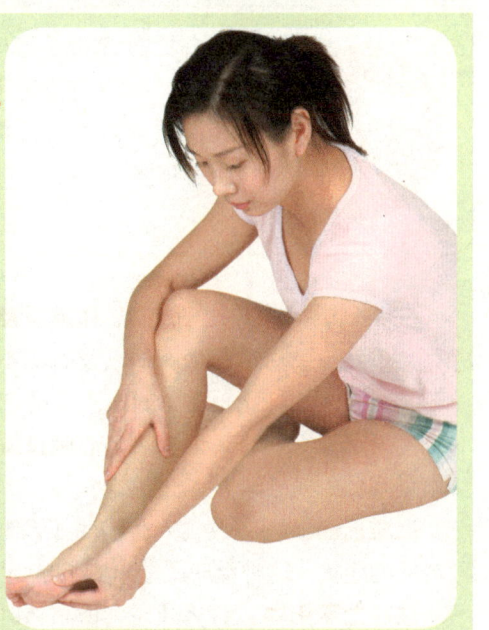

【取穴方法】太白穴位于足内侧缘，第1跖趾关节内侧隆起的后下方。

【按摩方法】取坐姿，一腿平伸，把对侧脚放到伸直腿的膝盖上。两拇指叠放于太白穴上，身体前倾，利用体重施压，用拇指做小范围环形按揉。

【按摩功效】按摩此穴位可治疗脑血管栓塞引起的头痛、恶心、呕吐和疲劳。

【注意事项】按摩穴位时，应全身放松，呼气和吸气的节奏也要均匀。

按摩听宫穴

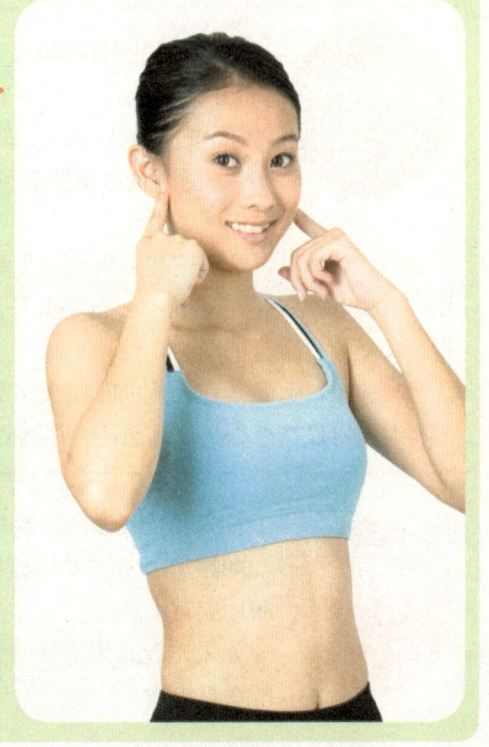

【取穴方法】听宫穴位于面部耳屏前，下颌骨髁状突后缘，张口呈凹陷处。

【按摩方法】取坐姿，两手的中指分别放到同侧的穴位上，按压穴位时使中指指间关节略屈。呼气时默念"1、2、3"，加压；吸气时默念"4、5、6"，减压。做5~6次。

【按摩功效】经常按摩此穴位，对于脑血管栓塞引起的耳鸣症状有一定的缓解作用。

【注意事项】按摩时，注意两手的中指应同时分别放到同侧的穴位上。

脑血管扩张

发病原因
脑部有扩血管的受体与抑制血管扩张的受体，它们与神经递质结合后，在不同情况下起到调节血管的作用。如果血管扩张的神经递质分泌太多或抑制血管的递质受到阻断，就有可能引起脑血管扩张。

早期症状
①**头部胀痛、作呕以及心悸**。在早期，脑血管扩张患者可能会经常出现头痛以及胸闷不适、想呕吐的症状。此外，心悸也是一种比较常见的不适症状。
②**轻微发热、心跳过缓**。这些症状比较不常见，即使出现也不易察觉到。
③**反应迟钝**。大多数病人在早期并无明显症状时，经常会有反应迟钝或者反应不灵活的症状，这种反应缓慢事实上是受脑血管扩张因素所影响的。
④**注意力不集中**。具体表现为做事情时比较机械化，注意力很难集中，经常无法全神贯注地完成某件事情。

发病症状
①**剧烈的头痛和呕吐**。因为脑组织周围是由坚硬的颅骨组成的，颅内组织的各个部分排列相当紧密，如果其中某一部分出现了体积的增大，比如脑血管扩张，那么就会压迫到和它邻近的其他组织，同时也会使整个颅内的压力增高，从而出现剧烈的头痛和呕吐症状。
②**胸闷、心悸、畏寒**。这些表现可能是受压迫组织功能损伤带来的相应的一系列反应。畏寒不只是在冬天才会表现出来，即使在正常的气温下，患者也可能会觉得背部受凉、全身怕冷。
③**经常头晕**。头晕是在发病的时候大多数患者都会出现的一个常见症状，这种头晕有时候可以持续很久，甚至还会伴随着一些其他的症状出现。

急救措施
①首先要及时拨打急救电话，并说清楚与患者有关的重要信息。
②如果患者出现发热症状，可及时使用冷毛巾或者冰袋冷敷，或服用安宫牛黄丸。
③如果出现头晕十分严重的情况，应该马上让患者卧床休息，不能随意走动。

预防方法

◎ **应该适当加强身体锻炼**。身体的运动有助于改善血液的循环，促进脂类物质的消耗，减少这些物质在血管内的沉积。所以，平时可以适当地增加体育运动，提高自身的免疫力。

◎ **合理的生活方式**。日常生活中，应保持平和的心态，避免情绪波动太大，还要控制好体重，避免大量饮酒，避免生活作息无规律。

◎ **戒烟戒酒**。香烟中含有尼古丁和酒精，都会对人体产生极大的危害，所以在应酬和日常生活中应该尽量戒烟戒酒。

◎ **保持心情愉悦**。避免长期处在焦虑和忧郁的情绪中，因为不良的情绪是诱发疾病的一个重要因素。

◎ **养成健康的饮食习惯**。避免长期暴饮暴食，也切忌禁食减肥，这些不良的习惯是诱发疾病的重要原因。在日常生活中一定要保持良好的饮食习惯，做到按时进餐，不过度节食，重视饮食的健康。

◎ **预防高血压等疾病**。要避免血压升高。平时要注意从日常保健等方面做起，尤其是老年人，抵抗力下降，更应该关注自己的身体健康状况。

饮食建议

◎ 坚持清淡、低盐、低脂饮食。不要经常过量地摄入盐分和脂肪，多吃豆制品、蔬菜、水果以及含纤维素较多的食物。

◎ 限制高胆固醇和高糖食物的摄入，减少脂肪类物质在血管内的沉积，同时要避免高糖饮食，避免脂肪代谢紊乱。

◎ 适当补充机体所需的营养物质。患者比起一般人群更需要营养物质的供给，以维持机体的活动所需以及增强自己的抗病能力。

◎ 坚持"多粗少精"的饮食原则。膳食纤维能够有效降低血脂，减少患病概率，特别是薯类、蔬菜类和其他粗粮，含有丰富的膳食纤维、多种维生素和微量元素以及黏蛋白，能够阻止胆固醇在血管壁中的沉积，预防动脉硬化等疾病，对身体健康有很大益处。

宜吃食物

粗粮、香菇、西红柿、黑木耳、山楂、红薯、茄子、脱脂牛奶、海带、紫菜

忌吃食物

猪油、鱼子、蛋黄以及动物内脏

>> 对脑血管扩张有食疗作用的菜例

葡萄哈密瓜牛奶

- **材料** 葡萄50克,哈密瓜60克,牛奶200毫升

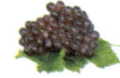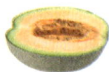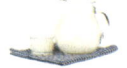

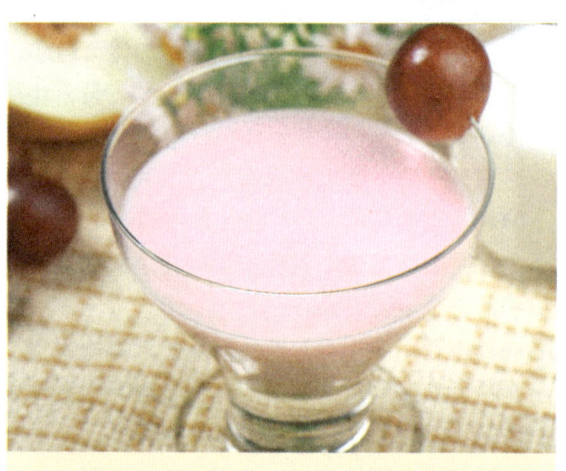

- **做法**
① 葡萄洗净,去皮、籽。
② 哈密瓜洗净去皮,切成小块。
③ 将以上材料放入搅拌机内搅打成汁即可。

- **食疗原理**
牛奶能增加人体免疫力以及抗病能力;葡萄对预防心脑血管病有一定作用。本品适合脑血管扩张患者食用。

风味炒茄丁

- **材料** 茄子400克,猪肉150克,柿子椒30克,青豆30克
- **调料** 大蒜5克,盐、鸡精、酱油、水淀粉各适量
- **做法**
① 茄子、柿子椒均去蒂洗净,切丁;猪肉洗净,切粒;青豆清洗干净;大蒜去皮洗净,切片。
② 锅下油烧热,放入蒜爆香,放入猪肉略炒,再放入茄子、青豆、柿子椒一起炒熟,加适量盐、鸡精、酱油调味,起锅前用水淀粉勾芡,装盘即可。

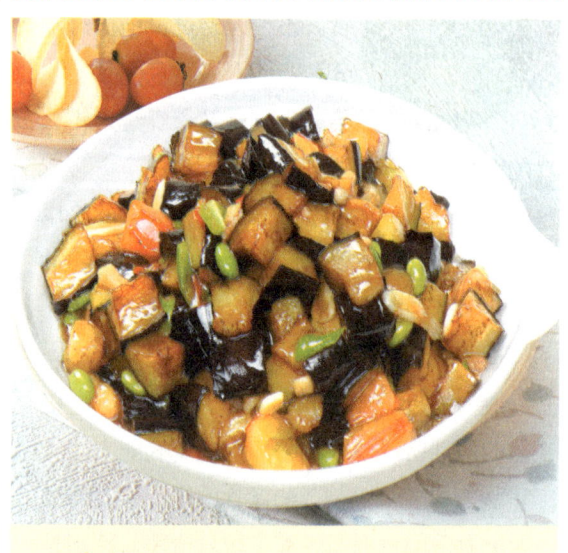

- **食疗原理**
茄子能增强人体细胞间的黏着力,增强毛细血管的弹性,降低脆性及渗透性,防止微血管破裂出血。本品对于脑血管扩张患者具有一定的食疗功效。

>> 防治脑血管扩张的药茶

防风苦参饮

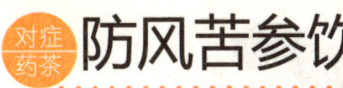

● **材料** 防风、苦参各5克

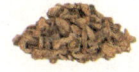 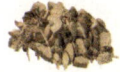

● **调料** 蜂蜜适量
● **做法**
① 防风、苦参洗净,备用。
② 将防风、苦参放入锅中,加入适量水,大火煮开,转小火煎煮5分钟即可关火,去渣取汁。
③ 加入蜂蜜调味后即可饮用。

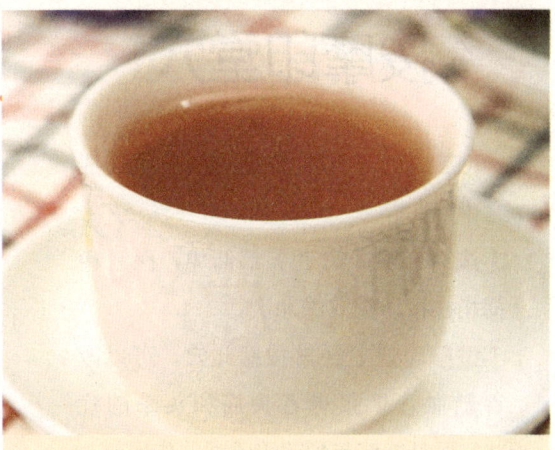

● **食疗原理**
苦参中含有的苦参生物碱有强心、降压和扩张冠脉等作用。脑血管扩张患者可以长期饮用本品。

菊花山楂赤芍饮

● **材料** 红茶包1袋,菊花10克,山楂15克,赤芍10克

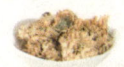 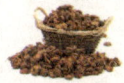 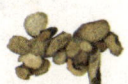

● **调料** 白砂糖少许
● **做法**
① 菊花、山楂、赤芍用水洗净。
② 锅洗净,倒入适量清水,烧开后,加入菊花、山楂、赤芍煮10分钟。
③ 加入红茶包,待红茶入味后,用滤网将茶汁里的药渣滤出,起锅前加入砂糖搅拌均匀即可。

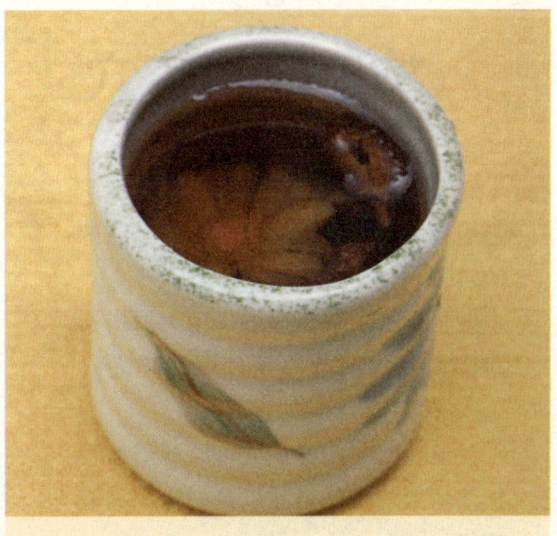

● **食疗原理**
赤芍有改善血液流变性的作用,同时有止血的功效,适宜脑血管扩张患者服用;山楂能起到软化血管、利尿和镇静的作用。此品是适合脑血管扩张患者的健康饮品。

>> 防治脑血管扩张的简易按摩法

按摩印堂穴

【取穴方法】印堂穴位于两眉头连线之中点。

【按摩方法】患者头部仰望,医者用拇指揉按印堂穴约30次。

【按摩功效】经常按摩此穴,可以改善脑血管扩张患者头痛和头晕的症状,而且能够起到改善睡眠的作用。

【注意事项】按摩时如果手酸,可以有节律地抖动手臂后再继续按摩。

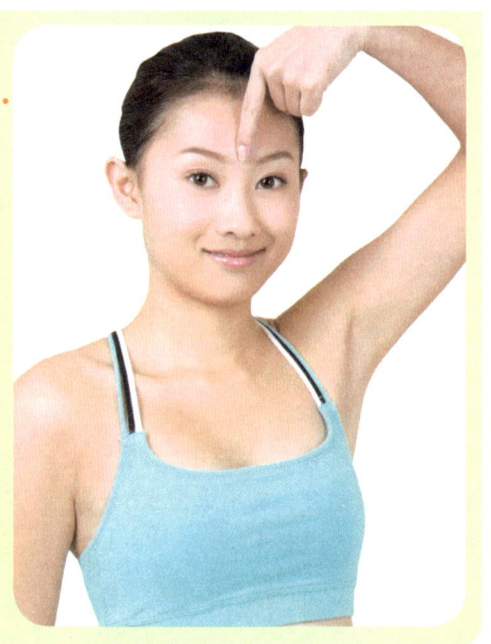

按摩丝竹空穴

【取穴方法】丝竹空穴在人体面部,当眉梢凹陷处。此穴属于三焦经经脉的穴道。

【按摩方法】取正坐姿,用大拇指指腹向内揉按两边眉毛外端凹陷之穴位,有酸、胀、痛的感觉。

【按摩功效】按摩此穴可缓解脑血管扩张所致的头晕目眩以及视觉模糊等症状。

【注意事项】按摩的时候,可以将双手举起来。四指的指尖朝上,掌心向内,大拇指指腹向内按两边眉毛外端凹陷之穴位即是。

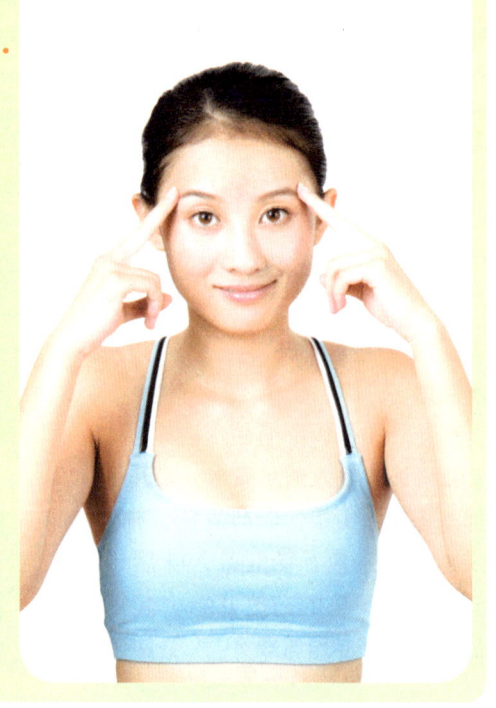

Part 3

25种保护血管的食材

◎ 心脑血管疾病就是心脏血管和脑血管的疾病统称，也被称为"富贵病"的"三高症"（即高血压、高血糖和高血脂）。心脑血管疾病的治疗方法多种多样，包括西医、中医、秘方、偏方等，而食疗也是一种不错的选择。

本章将适合心脑血管疾病患者食用的食材分为25种，对每种食材的保护血管的功效、相宜搭配、禁忌搭配、不宜人群都作了详尽的论述，同时根据每种食材精心挑选了相应的菜例，让每位患者均可根据自身的症状进行相应的调理，从而远离疾病的困扰。

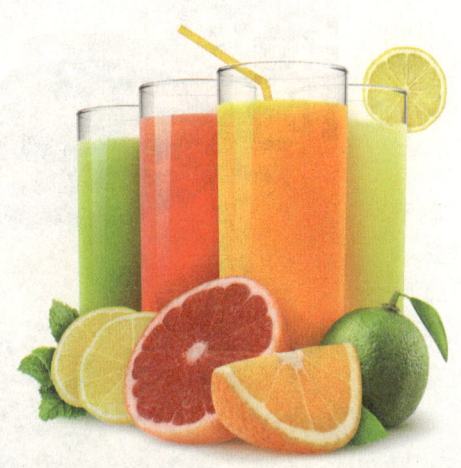

大麦 【日食用量50克】

保护血管的功效	大麦含有丰富的纤维素，有利于保障消化系统正常运转，可降低血液中低密度胆固醇和甘油三酯的浓度，增加食物在胃里的停留时间，延迟饭后葡萄糖吸收的速度，对心脑血管疾病有预防和辅助治疗的作用。
相宜搭配	大麦+姜汁 ▶ 利小便，解毒 大麦+红糖 ▶ 治疗腹泻 大麦+羊肉 ▶ 暖脾胃，祛腹胀 大麦+豌豆 ▶ 降低血糖 大麦+红枣 ▶ 促进营养吸收
禁忌搭配	✗ 大麦+牛奶 ▶ 生成有害物质
不宜人群	孕产妇忌食。

推荐用法 大麦茶

- **材料** 大麦50克
- **调料** 白糖适量
- **做法**

① 大麦去掉外壳，用清水洗净，晾干，然后放进锅中，用小火炒黄炒酥。

② 将炒好的大麦放入杯中，加入适量白糖，倒入开水冲泡，拌匀即可。

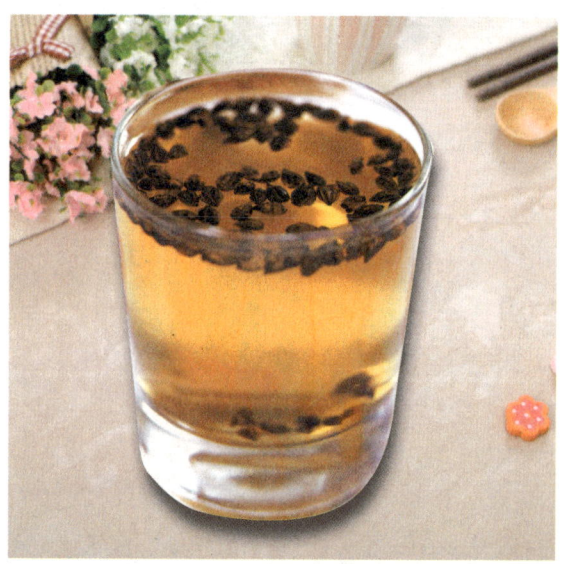

薏米 【日食用量60克】

保护血管的功效	薏米含有丰富的水溶性纤维，可以借由吸附胆盐（负责消化脂肪），使肠道对脂肪的吸收率变差，进而降低血脂肪、血糖；还可以促进体内血液和水分的新陈代谢，有利尿、消水肿等作用，并可帮助排便，所以可以帮助减轻体重，对心脑血管疾病的预防有一定的作用。
相宜搭配	薏米+山药 ▶ 润肺益脾 薏米+粳米 ▶ 补脾除湿 薏米+菱角 ▶ 抑制肿瘤 薏米+羊肉 ▶ 健脾补肾，益气补虚 薏米+白糖 ▶ 治疗粉刺
禁忌搭配	薏米+杏仁 ▶ 引起呕吐、泄泻 薏米+菠菜 ▶ 破坏食材中维生素C
不宜人群	便秘、尿多者及怀孕早期的妇女忌食。

推荐菜例：薏米麦仁粥

- **材料** 薏米、麦仁各50克，大米80克，牡蛎100克，青菜、枸杞子各适量
- **调料** 盐2克
- **做法**

①大米、薏米、麦仁均泡发洗净；青菜洗净，切丝；牡蛎去壳取肉，洗净备用；枸杞子洗净。
②锅置火上，加入适量清水，放入大米、薏米、麦仁，以大火煮开。
③加入牡蛎、青菜煮至浓稠状，调入盐拌匀，撒上枸杞子即可。

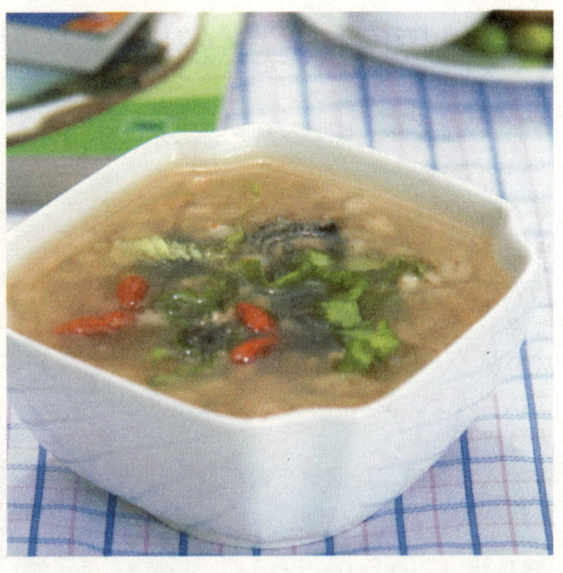

黑豆 【日食用量20克】

保护血管的功效	黑豆基本不含胆固醇，只含植物固醇，而植物固醇不能被人体吸收利用，有抑制人体吸收胆固醇、降低胆固醇在血液中含量的作用。黑豆含有丰富的钾，钾在人体内起着维持细胞内外渗透压和酸碱平衡的作用，可以排出人体内多余的钠，从而有效预防和降低高血压，预防心脑血管疾病。
相宜搭配	✓ 黑豆+牛奶 ▶ 有利于吸收维生素B₁₂ ✓ 黑豆+橙子 ▶ 营养丰富 ✓ 黑豆+柿子 ▶ 降血压
禁忌搭配	✗ 黑豆+蓖麻子 ▶ 不利于健康 ✗ 黑豆+厚朴 ▶ 影响药效
不宜人群	儿童忌食。

推荐菜例：桂圆黑豆姜丝粥

- **材料** 桂圆肉、黑豆各30克，大米70克
- **调料** 盐2克，姜、葱各8克
- **做法**

① 大米、黑豆均泡发洗净；桂圆肉洗净；姜洗净，切丝；葱洗净，切成葱花。
② 锅置火上，倒入清水，放入大米、黑豆煮开。
③ 加入桂圆肉、姜同煮至浓稠状，调入盐拌匀，撒上葱花即可。

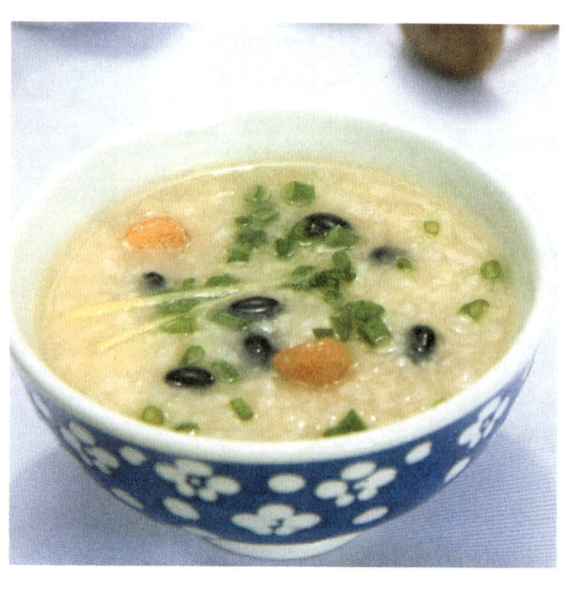

黄豆 【日食用量30克】

保护血管的功效	黄豆中的卵磷脂可除掉附在血管壁上的胆固醇，防止血管硬化，预防心血管疾病，保护心脏。黄豆中还含有可溶性纤维，既可通便，又可减少胆固醇。黄豆含有的植物固醇有降低血液胆固醇的作用，它在肠道内可与胆固醇竞争，减少胆固醇吸收，有很好的降脂效果。
相宜搭配	✓ 黄豆+牛蹄筋 ▶ 预防颈椎病，美容 ✓ 黄豆+香菜 ▶ 健脾宽中，祛风解毒 ✓ 黄豆+胡萝卜 ▶ 有助骨骼发育 ✓ 黄豆+白菜 ▶ 有助于防止乳腺癌
禁忌搭配	✗ 黄豆+酸奶 ▶ 影响钙的消化吸收 ✗ 黄豆+虾皮 ▶ 影响钙的消化吸收 ✗ 黄豆+菠菜 ▶ 不利于营养的吸收 ✗ 黄豆+核桃 ▶ 易导致腹胀、消化不良
不宜人群	消化功能不良、胃脘胀痛、腹胀等有慢性消化道疾病的人应尽量少食。

推荐菜例 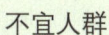芥蓝拌黄豆

- **材料** 芥蓝50克，黄豆100克，红辣椒段4克
- **调料** 盐2克，醋、味精各1克，香油5毫升
- **做法**
① 芥蓝洗净切段；黄豆泡发洗净。
② 锅中水烧开，把芥蓝放入水中焯过捞起控干；黄豆放入水中煮熟捞出。
③ 黄豆、芥蓝置于碗中，将盐、醋、味精、香油、红辣椒段混合调成汁，浇在上面即可。

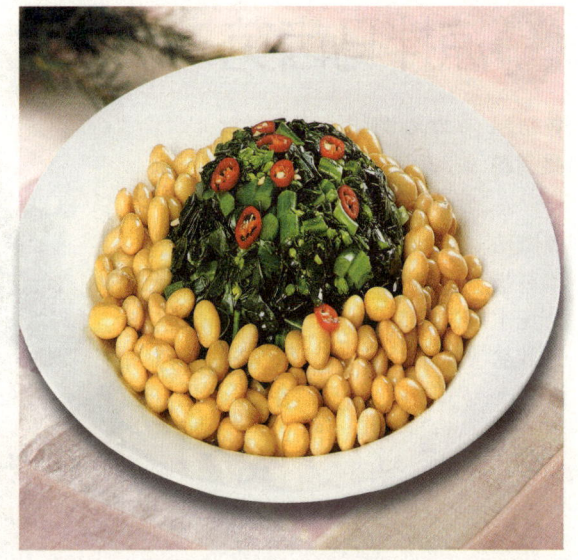

马齿苋 【日食用量30克】

保护血管的功效	马齿苋叶含大量ω–3系列的不饱和脂肪酸（人称"脑黄金"）。ω–3脂肪酸有多种药理活性，能使血管内皮细胞合成的抗炎物——前列腺素增多，使血小板形成的血栓素A_2减少、血液黏度下降、抗凝血脂增多，从而起到预防血栓形成的作用。马齿苋还含有丰富的L–去甲肾上腺素，去甲肾上腺素可以激活血管β–受体，使血管收缩，促使血压升高，提高冠状动脉的灌注压力，使冠脉血流量增加。
相宜搭配	◎ 马齿苋+莲藕 ▶ 清热解毒，凉血止咳 ◎ 马齿苋+绿豆 ▶ 消暑解渴，止痢 ◎ 马齿苋+猪肠 ▶ 辅助治疗痔疮 ◎ 马齿苋+蜂蜜 ▶ 辅助治疗痢疾
禁忌搭配	✗ 马齿苋+黄瓜 ▶ 破坏食材中维生素C ✗ 马齿苋+胡椒 ▶ 容易引起食物过敏 ✗ 马齿苋+茼蒿 ▶ 减少茼蒿中钙、铁的吸收
不宜人群	孕妇及脾胃虚寒者不宜食用。

推荐菜例 凉拌马齿苋

- **材料** 马齿苋300克
- **调料** 盐3克，味精、糖各4克，蒜蓉、香油各少许

- **做法**
① 马齿苋去根，洗净备用。
② 焯水后过凉装盘。
③ 加盐、味精、糖、蒜蓉、香油拌匀即可。

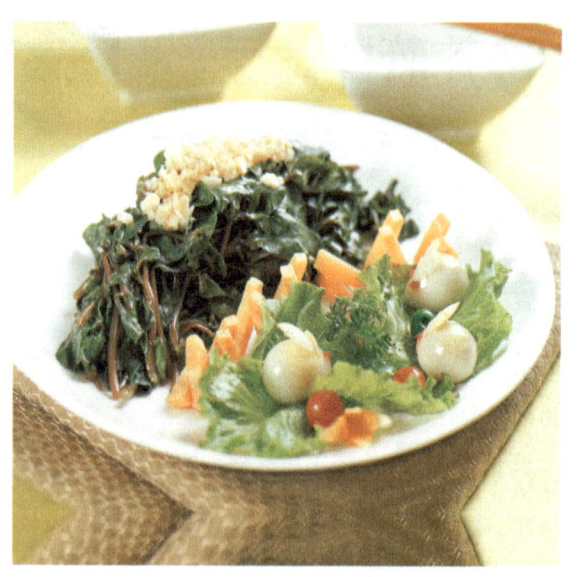

洋葱 【日食用量50克】

保护血管的功效	洋葱含有前列腺素A，前列腺素A有扩张血管、降低血压和血液黏稠度、预防心脑血管疾病的作用。洋葱所含的二烯丙基二硫化合物和含硫氨基酸等物质具有明显的降血脂作用。此外，洋葱中的纤维素对人体十分有益，因为纤维素可以在肠道里吸收胆固醇和胆汁酸，降低人体血液中的胆固醇。洋葱还含有能激活血溶纤维蛋白活性的成分，正是这种成分可以防止血栓的形成，同时还能舒张血管，减少外周血管和心脏冠状动脉的阻力。
相宜搭配	⊘ 洋葱+火腿 ▶ 有助于防止有害物质的生成 ⊘ 洋葱+大蒜 ▶ 有助于防癌抗癌 ⊘ 洋葱+红酒 ▶ 有助于降压降糖 ⊘ 洋葱+咖喱 ▶ 增强免疫力 ⊘ 洋葱+鸡肉 ▶ 延缓衰老
禁忌搭配	✗ 洋葱+蜂蜜 ▶ 易损害眼睛 ✗ 洋葱+小龙虾 ▶ 易形成结石 ✗ 洋葱+河虾 ▶ 易形成结石
不宜人群	皮肤瘙痒性疾病、眼疾以及胃病、肺、胃发炎者和热病患者忌食。

推荐菜例 洋葱炒土豆

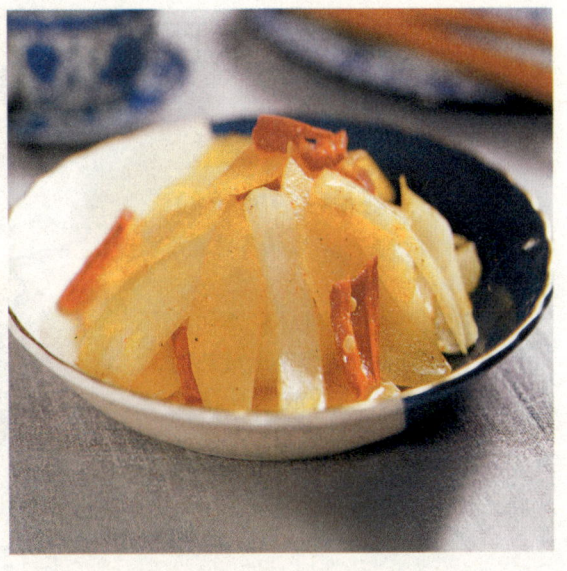

- **材料** 洋葱1个，土豆3个，红椒片适量
- **调料** 盐、味精、水淀粉、咖喱粉适量
- **做法**

① 土豆去皮，洗净，切成片；洋葱洗净，切成条。
② 热油，加入咖喱粉、洋葱条、红椒片煸炒。
③ 放入土豆片，加水，使咖喱粉、洋葱均匀地沾在土豆上，放入盐、味精调味，用水淀粉勾芡，翻炒熟即成。

胡萝卜 【日食用量60克】

保护血管的功效	胡萝卜中含有大量的生物钾，钾进入血液后，能将血液中的油脂乳化，同时能有效地溶解沉积在血管壁上的"胆固醇硬化斑块"，并将这些体内垃圾排出体外，达到降血脂、降低血黏度、净化血液、"清洁"血管、增加血管弹性，进而预防心脑血管疾病的效果。胡萝卜中含有的萝卜纤维中还含有一种叫果胶酸钙的物质，它可与体内胆酸结合而起到降胆固醇的效果。
相宜搭配	✓ 胡萝卜+香菜 ▶ 开胃消食 ✓ 胡萝卜+绿豆芽 ▶ 排毒瘦身 ✓ 胡萝卜+菠菜 ▶ 有助于防止脑卒中
禁忌搭配	✗ 胡萝卜+白萝卜 ▶ 易降低营养价值 ✗ 胡萝卜+酒 ▶ 易损害肝脏 ✗ 胡萝卜+山楂 ▶ 破坏食材中维生素C ✗ 胡萝卜+醋 ▶ 易降低营养价值 ✗ 胡萝卜+柑橘 ▶ 易降低营养价值
不宜人群	脾胃虚寒者不宜食用。

推荐菜例：胡萝卜烩木耳

- **材料** 胡萝卜150克，木耳50克，葱段少许
- **调料** 盐、白糖各3克，鸡精2克，料酒、姜片、生抽各适量
- **做法**
① 木耳泡发，洗净；胡萝卜洗净切片。
② 锅置火上倒油，待烧至七成热时，放入姜片煸炒，随后放木耳稍炒一下，再放胡萝卜片、葱段炒熟。
③ 再依次放料酒、盐、生抽、白糖、鸡精，炒匀即可。

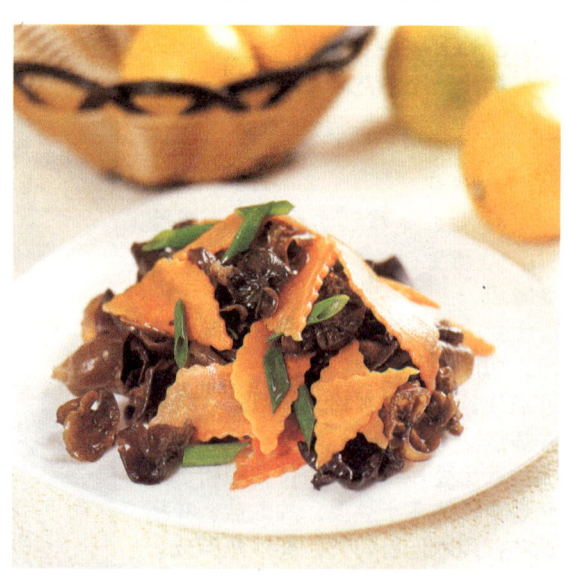

红薯 【日食用量50克】

保护血管的功效	红薯中含有的β-胡萝卜素和维生素C有抗脂质氧化、预防动脉粥样硬化的作用；叶酸和维生素B_6有助于降低血液中半胱氨酸水平，避免其损伤动脉血管。红薯中还含有大量黏液蛋白、黏液多糖等，它们能保持人体心血管壁的弹性，防止动脉粥样硬化，预防心脑血管疾病发生。
相宜搭配	◯ 红薯+粳米 ▶ 润肠通便 ◯ 红薯+麦仁 ▶ 润肠通便 ◯ 红薯+芝麻 ▶ 补充营养
禁忌搭配	✗ 红薯+柿子 ▶ 易造成胃溃疡 ✗ 红薯+鸡蛋 ▶ 不消化，易腹痛 ✗ 红薯+西红柿 ▶ 易导致结石、腹泻
不宜人群	胃及十二指肠溃疡和胃酸过多的患者不宜食用。

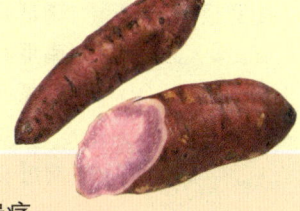

推荐菜例 红薯小米粥

- **材料** 红薯20克，小米90克
- **调料** 白糖4克
- **做法**

① 红薯去皮洗净，切小块；小米泡发洗净备用。
② 锅置火上，注入清水，放入小米，用大火煮至米粒绽开。
③ 放入红薯，用小火煮至粥浓稠时，调入白糖入味即可。

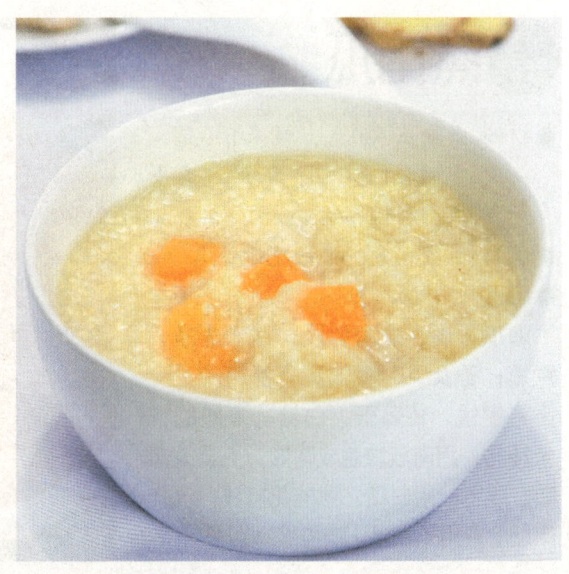

南瓜 【日食用量200克】

保护血管的功效	南瓜里含有大量的亚麻仁油酸、软脂酸、硬脂酸等甘油酸，可以预防脑卒中。南瓜中含有丰富的钾，钾可以防止高食盐摄入引起的血压升高，增加钾的摄入量还有利于钠的排出。因此，南瓜适宜高血压患者食用，能起预防心脑血管疾病的作用。
相宜搭配	✓ 南瓜+牛肉 ▶ 补脾健胃，解毒止痛 ✓ 南瓜+莲子 ▶ 有助于降低血压 ✓ 南瓜+芦荟 ▶ 美白肌肤 ✓ 南瓜+猪肉 ▶ 有助于预防糖尿病 ✓ 南瓜+山药 ▶ 提神补气
禁忌搭配	✗ 南瓜+辣椒 ▶ 破坏食材中维生素C ✗ 南瓜+羊肉 ▶ 发生黄疸和脚气 ✗ 南瓜+黄瓜 ▶ 影响维生素的吸收 ✗ 南瓜+鲤鱼 ▶ 易引起食物过敏
不宜人群	有脚气、黄疸、下痢胀满、产后痧痘、气滞湿阻病症患者不宜食用。

推荐菜例 蒸南瓜

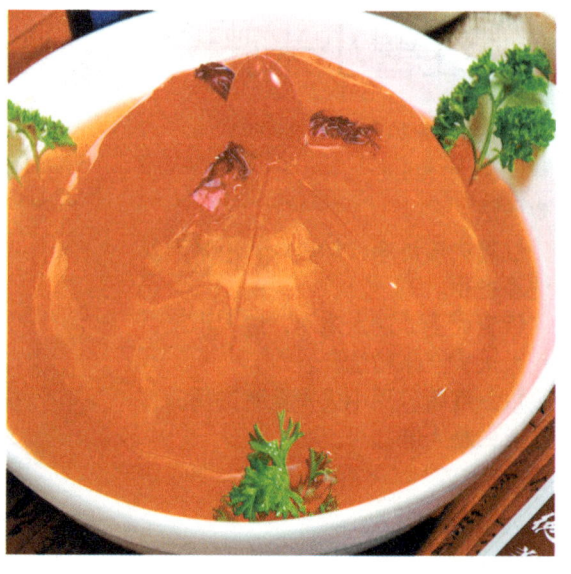

- **材料** 老南瓜300克，糯米100克，蜜饯50克，葡萄干、圣女果、枣仁各适量
- **调料** 白糖50克，糖桂花适量
- **做法**

① 南瓜去皮，洗净切块；糯米洗净，煮熟；圣女果、枣仁洗净备用。

② 将蜜饯、葡萄干、白糖同煮熟的糯米拌匀，用南瓜块盖成圆形，上蒸笼蒸熟，取出；用白糖、糖桂花打汁，浇在南瓜上，用圣女果、枣仁装饰即可。

茄子 【日食用量80克】

保护血管的功效	茄子中维生素P的含量很高，每100克茄子中即含维生素P750毫克。维生素P能增强人体细胞间的黏着力，增强毛细血管的弹性，降低脆性及渗透性，防止微血管破裂出血。茄子纤维中所含的维生素C和皂草苷还具有降低胆固醇、预防心脑血管疾病的功效。
相宜搭配	◯ 茄子+猪肉　▶　改善血压 ◯ 茄子+黄豆　▶　通气，顺肠，润燥消肿 ◯ 茄子+牛肉　▶　强身健体 ◯ 茄子+羊肉　▶　有助于预防心血管疾病 ◯ 茄子+鹌鹑肉　▶　有助于预防心血管疾病
禁忌搭配	✗ 茄子+蟹　▶　郁积腹中，损害肠胃 ✗ 茄子+墨鱼　▶　易引起霍乱
不宜人群	虚寒腹泻、皮肤疮疡、目疾患者以及孕妇不宜食用。

推荐菜例 蒜香茄子

- **材料** 茄子80克，肉馅20克
- **调料** 蒜末少许，盐少许
- **做法**

① 茄子洗净后切块，过油后沥油备用。
② 将油放入锅中，开大火，待油热后将蒜末放入，至蒜香味溢出后放入肉馅、茄子翻炒，待熟时加入盐调味即可。

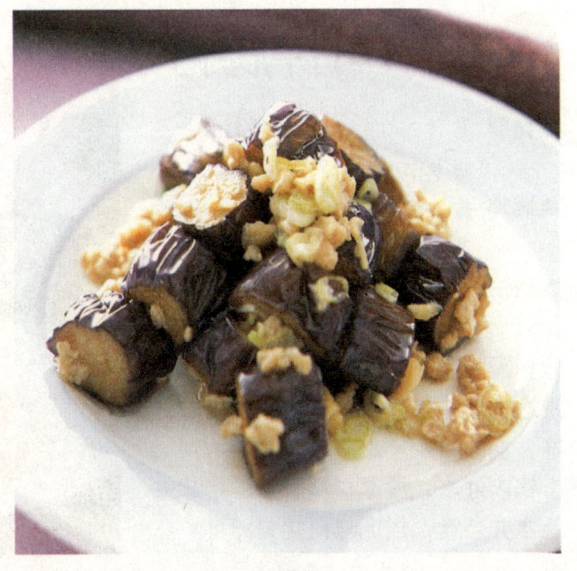

黑木耳 【日食用量30克】

保护血管的功效	黑木耳含有维生素K，能减少血液凝块，预防血栓的形成，有防治动脉粥样硬化和冠心病的作用。黑木耳中还含有丰富的膳食纤维，而增加膳食纤维摄入可降低血清胆固醇和低密度脂蛋白胆固醇（LDL-C）水平，进而降低心血管疾病的发生风险，并可延缓高危人群向心血管病转化的速度。
相宜搭配	◯ 黑木耳+青笋 ▶ 补血 ◯ 黑木耳+红枣 ▶ 补血 ◯ 黑木耳+豆角 ▶ 有利于防治高血压、高血脂、糖尿病 ◯ 黑木耳+银耳 ▶ 提高免疫力 ◯ 黑木耳+白菜 ▶ 润喉止咳
禁忌搭配	✗ 黑木耳+野鸭 ▶ 易导致消化不良 ✗ 黑木耳+田螺 ▶ 不利于消化 ✗ 黑木耳+茶 ▶ 不利于铁的吸收 ✗ 黑木耳+咖啡 ▶ 不利于铁的吸收
不宜人群	慢性肠炎患者不宜食用。

推荐菜例：黑木耳拌腐竹

- **材料** 腐竹250克，黑木耳100克，胡萝卜100克，芹菜50克
- **调料** 盐3克，味精2克，香油适量，干红辣椒20克
- **做法**

① 腐竹洗净，焯水后捞出沥干，切段；黑木耳洗净，撕成小片；胡萝卜洗净去皮，切片；芹菜、干红辣椒洗净，切段备用。

② 锅内注水，放原材料焯熟，捞起来沥水并装盘，加调味料拌匀即可。

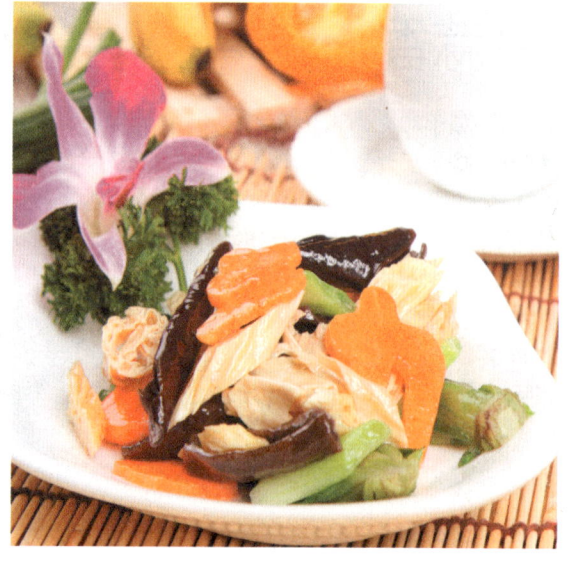

香菇　【日食用量80克】

保护血管的功效	香菇中含有嘌呤、胆碱、酪氨酸、氧化酶以及某些核酸物质，能起到降血压、降胆固醇、降血脂的作用，又可预防动脉硬化、肝硬化等疾病。香菇中还含有钾，钾对人体传递神经脉冲、吸收细胞的营养、维持正常的血压、保持肌肉和血管的弹性以及预防心血管疾病有重要的作用。
相宜搭配	◎ 香菇+牛肉 ▶ 补气养血 ◎ 香菇+猪肉 ▶ 促进消化 ◎ 香菇+木瓜 ▶ 减脂降压 ◎ 香菇+油菜 ▶ 有利于提高免疫力
禁忌搭配	✗ 香菇+鹌鹑肉 ▶ 易面生黑斑 ✗ 香菇+野鸡 ▶ 易引发痔疮 ✗ 香菇+螃蟹 ▶ 易引起结石
不宜人群	慢性畏寒型胃炎患者、痘疹头发之人不宜食用。

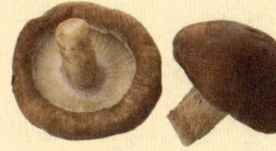

推荐菜例：香菇菜心

- **材料** 香菇200克，菜胆150克，高汤适量
- **调料** 盐、鸡精各3克，酱油、蚝油各适量
- **做法**

①香菇洗净，用高汤煨入味；菜胆洗净备用。
②将菜胆放入沸水中焯烫至熟，装入盘中。
③热锅下油，下入香菇、盐、鸡精、酱油、蚝油炒入味，装盘即可。

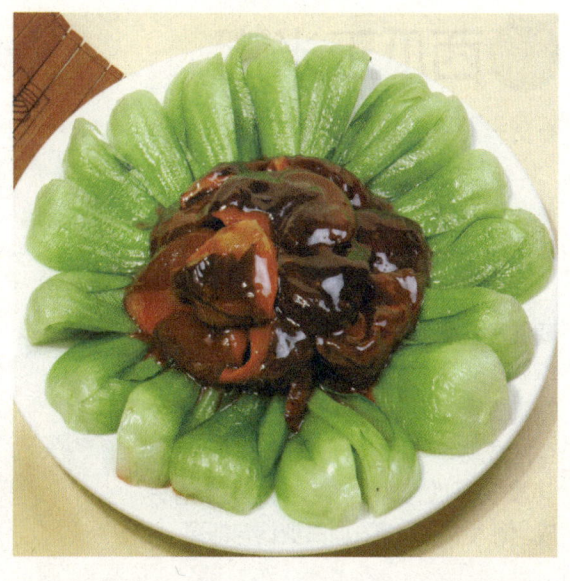

西瓜 【日食用量40克】

保护血管的功效	西瓜中含有丰富的钾，钾是维持生命不可或缺的必需物质，它和钠共同作用，调节体内水分的平衡并使心跳规律化。钾对细胞内的化学反应很重要，对协助维持稳定的血压及神经活动的传导起着非常重要的作用。西瓜中含有的维生素A可以防止脂质过度氧化，还有抗炎作用，可抑制炎性介质的释放，使血管内形成斑块的机会减少，进而降低患心脑血管疾病的概率。
相宜搭配	◯ 西瓜+大蒜 ▶ 营养丰富 ◯ 西瓜+冬瓜 ▶ 辅助治疗暑热烦渴、尿浊等症 ◯ 西瓜+绿茶 ▶ 提神醒脑，振作情绪 ◯ 西瓜+鸡蛋 ▶ 滋阴润燥 ◯ 西瓜+鳝鱼 ▶ 补虚损，祛风湿
禁忌搭配	✗ 西瓜+冰激凌 ▶ 易引起腹泻 ✗ 西瓜+羊肉 ▶ 易引起腹胀、腹泻、腹痛 ✗ 西瓜+油果子 ▶ 诱发呕吐 ✗ 西瓜+海虾 ▶ 易引起呕吐、头晕、恶心、腹痛、腹泻
不宜人群	脾胃虚寒、寒积腹痛、小便频数、小便量多、慢性肠炎、胃炎、胃及十二指肠溃疡等属于虚冷体质的患者，糖尿病患者、产妇及经期中的女性，均不宜食用。

推荐菜例 西瓜玉米粥

- **材料** 西瓜、玉米粒、苹果各20克，牛奶100毫升，糯米100克
- **调料** 白糖3克
- **做法**

① 糯米洗净，用清水浸泡半小时；西瓜洗净，切开取果肉；苹果洗净，切小块；玉米粒洗净备用。
② 锅置火上，放入糯米，注入清水煮至八成熟。
③ 放入西瓜、苹果、玉米粒煮至粥将成，倒入牛奶稍煮，加白糖调匀即可。

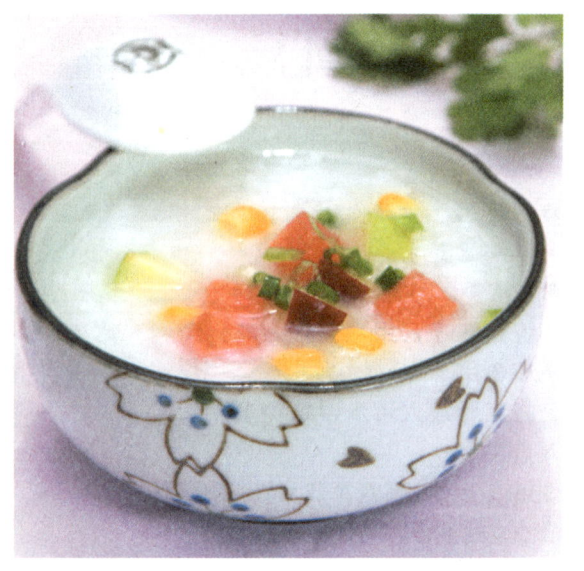

苹果 【日食用量100克】

保护血管的功效	苹果富含多糖果酸及类黄酮、钾及维生素E和维生素C等营养成分，可使积蓄体内的脂肪分解，对预防和推迟动脉粥样硬化及其他心脑血管疾病发生有明显作用。苹果中还含有较多的钾，能与人体过剩的钠盐结合，使之排出体外。当人体摄入钠盐过多时，摄入充足的钾有利于平衡体内的电解质。
相宜搭配	◯ 苹果+腌制食品 ▸ 防癌 ◯ 苹果+银耳 ▸ 润肺止咳 ◯ 苹果+香蕉 ▸ 防止铅中毒 ◯ 苹果+茶叶 ▸ 保护心脏
禁忌搭配	✗ 苹果+胡萝卜 ▸ 破坏食材中维生素C ✗ 苹果+白萝卜 ▸ 导致甲状腺肿大 ✗ 苹果+海味 ▸ 易引起腹痛、恶心、呕吐
不宜人群	胃寒病者忌食。

推荐菜例 香甜苹果粥

● **材料** 大米100克，苹果30克，玉米粒20克
● **调料** 冰糖5克，葱花少许
● **做法**
① 大米淘洗干净，用清水浸泡；苹果洗净后切块；玉米粒洗净备用。
② 锅置火上，放入大米，加适量清水煮至八成熟。
③ 放入苹果、玉米粒煮至米烂，放入冰糖熬溶调匀，撒上葱花即可。

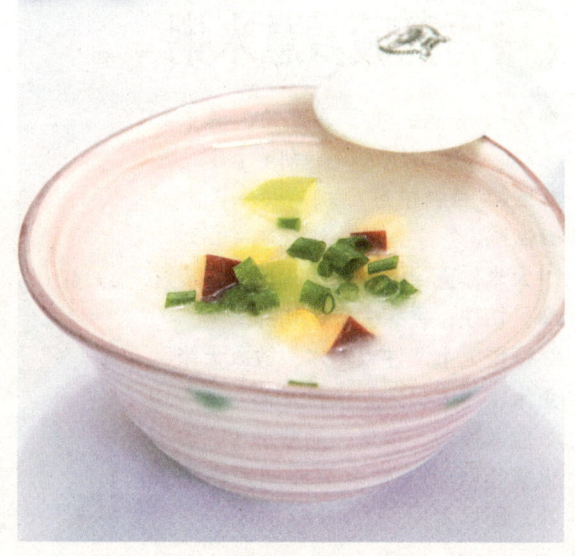

香蕉 【日食用量50克】

保护血管的功效	香蕉中含有丰富的钾，钾对保持健全的神经系统和调节心脏节律非常重要，它能防止脑卒中，维持正常的肌肉收缩，与钠共同维持体液平衡，还具有降血脂、降低血黏度、净化血液、"清洁"血管、增加血管弹性，进而预防心脑血管疾病的作用。
相宜搭配	✓ 香蕉+牛奶 ▶ 提高对维生素B_{12}的吸收 ✓ 香蕉+燕麦 ▶ 改善睡眠 ✓ 香蕉+银耳+百合 ▶ 养肺，通便 ✓ 香蕉+李子汁 ▶ 清热润肠 ✓ 香蕉+桃子+芒果 ▶ 润喉，促进食欲 ✓ 香蕉+芝麻 ▶ 补益心脾，养心安神
禁忌搭配	✗ 香蕉+芋头 ▶ 易引起腹胀 ✗ 香蕉+红薯 ▶ 易引起身体不适 ✗ 香蕉+酸奶 ▶ 易产生致癌物质
不宜人群	慢性肠炎、虚寒腹泻患者，经常大便溏薄者，急性、慢性肾炎患者，风寒感冒咳嗽患者，胃酸过多、关节炎或肌肉疼痛者，月经期间的女性及有痛经者，均不宜食用。

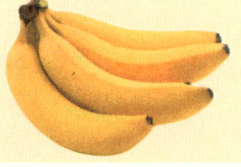

推荐菜例：香蕉菠萝薏米粥

- **材料** 香蕉、菠萝各适量，薏米40克，大米60克，胡萝卜丁适量
- **调料** 白糖12克
- **做法**
① 大米、薏米泡发洗净；菠萝去皮洗净，切块；香蕉去皮，切片。
② 锅置火上，注入清水，放入大米、薏米，用大火煮至米粒开花。
③ 放入菠萝、香蕉、胡萝卜丁，改小火煮至粥成，根据需要调入白糖调味，即可食用。

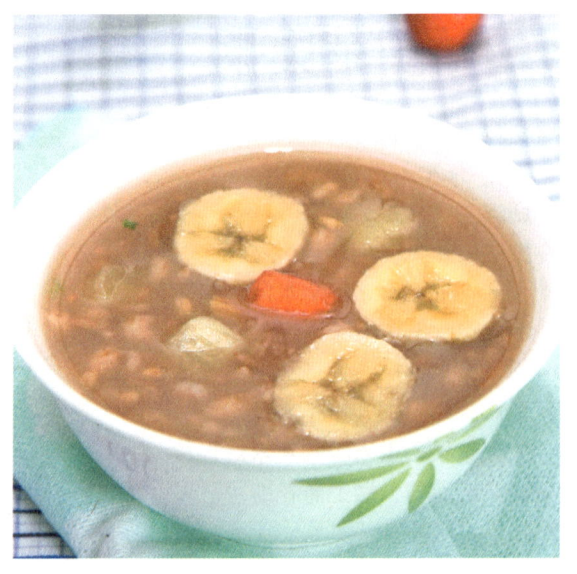

柠檬 【日食用量20克】

保护血管的功效	柠檬富含维生素C，能增强血管弹性和韧性，可预防和治疗高血压和心肌梗死症状。柠檬中维生素P的含量很高，有软化血管的作用，还可增强血管的弹性，降低毛细血管通透性，防止毛细血管破裂，对防止小血管出血、预防心脑血管疾病有一定作用。
相宜搭配	✓ 柠檬+马蹄 ▶ 生津解渴 ✓ 柠檬+鸡肉 ▶ 促进食欲 ✓ 柠檬+芍药 ▶ 缓解压力
禁忌搭配	✗ 柠檬+牛奶 ▶ 影响蛋白质的吸收 ✗ 柠檬+山楂 ▶ 影响肠胃消化功能 ✗ 柠檬+胡萝卜 ▶ 破坏食材中维生素C ✗ 柠檬+橘子 ▶ 易导致消化道溃疡 ✗ 柠檬+海参 ▶ 降低营养价值
不宜人群	牙痛者、胃及十二指肠溃疡或胃酸过多患者不宜食用。

推荐用法 柠檬西芹橘子汁

● 材料 柠檬1个，西芹30克，橘子1个
● 调料 白糖适量
● 做法
① 橘子去皮、籽，取肉备用；西芹洗净，折弯后包裹橘子果肉；柠檬洗净切片。
② 用西芹包裹着橘子，与柠檬一起放入榨汁机里，搅打成汁，加入白糖调味即可。

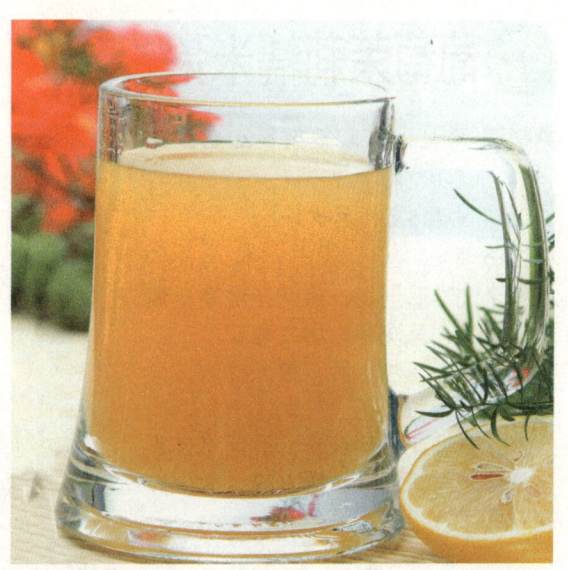

葡萄 【日食用量80克】

保护血管的功效	葡萄能降低人体血清胆固醇水平，降低血小板的凝聚力，对预防心脑血管病有一定作用。葡萄所含有的维生素C能增强免疫力，增加机体抗病能力，降低血液中的胆固醇，减少静脉血栓的发生率。葡萄所含有的维生素P在对维生素C的消化吸收上是不可缺少的物质，它能减弱血管脆性，降低血管通透性，增强维生素C的活性，预防脑溢血、视网膜出血等疾病。
相宜搭配	✓ 葡萄+橙子 ▶ 预防贫血，排毒养颜 ✓ 葡萄+枸杞子 ▶ 补血 ✓ 葡萄+蜂蜜 ▶ 治感冒 ✓ 葡萄+粳米 ▶ 美容养颜 ✓ 葡萄+薏米 ▶ 健脾利湿
禁忌搭配	✗ 葡萄+开水 ▶ 易引起腹胀 ✗ 葡萄+白萝卜 ▶ 易导致甲状腺肿大 ✗ 葡萄+虾 ▶ 易刺激胃肠道
不宜人群	便秘、阴虚内热、津液不足者，体重超标、较高体脂的人，脾胃虚寒者，服用人参者及孕妇，均不宜食用。

推荐菜例：葡萄茉莉糯米粥

- **材料** 葡萄干、茉莉花各20克，糯米100克
- **调料** 白糖5克，葱少许
- **做法**

① 糯米洗净后泡发；茉莉花洗净；葡萄干洗净；葱洗净，切成葱花。
② 锅置火上，注水后，放入糯米，开旺火煮至米粒开花。
③ 放入茉莉花、葡萄干，改用小火煮至粥浓稠时，加入白糖入味，撒少许葱花即可。

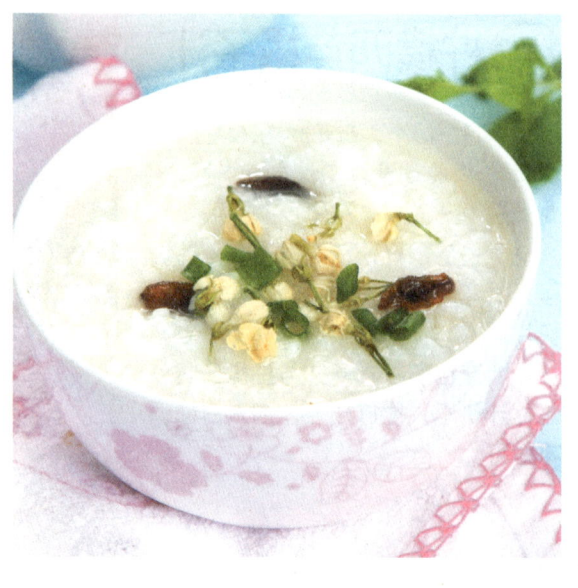

红枣 【日食用量50克】

保护血管的功效	红枣中的维生素P含量为所有果蔬之冠，而维生素P具有维持毛细血管通透性、改善微循环、预防动脉硬化及调节人体代谢、增强免疫力、抗炎、抗变态反应、降低血糖和胆固醇含量等作用。红枣中所含芦丁维生素P还有保护毛细血管通畅、防止血管壁脆性加重，进而预防心脑血管疾病的作用。
相宜搭配	✓ 红枣+小麦+甘草 ▶ 补血润燥，养心阴，安心神 ✓ 红枣+猪蹄 ▶ 可治女性经期鼻出血的症状 ✓ 红枣+人参 ▶ 气血双补 ✓ 红枣+大米 ▶ 健脾胃，补气血 ✓ 红枣+黑木耳 ▶ 治疗贫血
禁忌搭配	✗ 红枣+蟹 ▶ 易导致寒热病 ✗ 红枣+虾米 ▶ 易引起身体不适 ✗ 红枣+动物肝脏+黄瓜 ▶ 破坏维生素C ✗ 红枣+海蜇+鱼 ▶ 易引起消化不良
不宜人群	湿热内盛、小儿疳积患者，寄生虫病儿，齿病疼痛、痰湿偏盛之人及腹部胀满者，舌苔厚腻者，均不宜食用。

推荐菜例 红枣茄子粥

- **材料** 大米80克，茄子30克，红枣20克，鸡蛋1个
- **调料** 盐3克，香油、胡椒粉、葱花各适量
- **做法**

① 大米洗净，用清水浸泡；茄子洗净，切小条，用清水略泡；红枣洗净，去核；鸡蛋煮熟后切碎。
② 锅中加水，放入大米煮至五成熟。再放入茄子、红枣煮至粥成时，放入鸡蛋，加盐、胡椒粉调匀，撒上葱花，淋入香油即可。

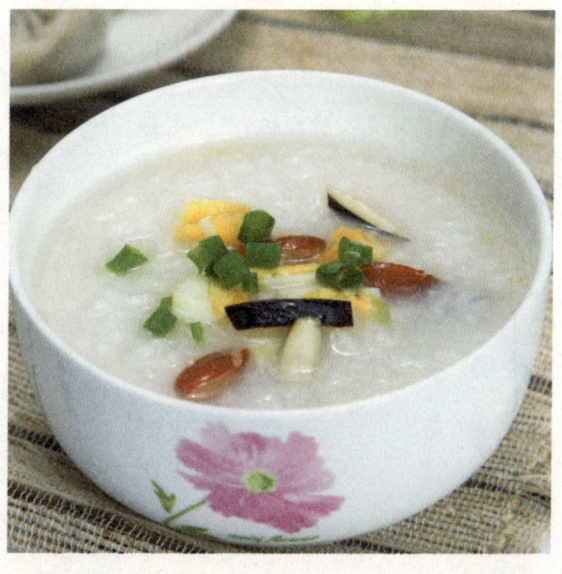

桑葚 【日食用量100克】

保护血管的功效	桑葚中含有鞣酸、苹果酸、维生素C和脂肪酸等。其中所含的脂肪酸主要为亚油酸、油酸、软脂酸、硬脂酸、亚麻酸等。此外，桑葚中含有丰富的白黎芦醇，白黎芦醇是一种有效的抗氧化剂，能抑制低密度脂蛋白的脂质过氧化反应，防止低密度脂蛋白氧化产生的细胞毒素，从而保护细胞的脂质过氧化。白黎芦醇还能降低血小板聚集，从而预防动脉硬化等心脑血管疾病。
相宜搭配	✓ 桑葚+大米 ▶ 补肝益肾，消除疲劳，改善记忆力 ✓ 桑葚+米酒 ▶ 治疗贫血和关节疼痛 ✓ 桑葚+糯米 ▶ 滋肝养肾，养血明目 ✓ 桑葚+蜂蜜 ▶ 滋阴补血
禁忌搭配	✗ 桑葚+鸭蛋 ▶ 对肠胃不利 ✗ 桑葚+螃蟹 ▶ 降低食材营养价值
不宜人群	平素大便溏薄、脾虚腹泻者不宜食用。

推荐用法 桑葚猕猴桃奶

●**材料** 桑葚80克，猕猴桃1个，牛奶150毫升

●**做法**

① 桑葚洗净；猕猴桃洗净，去皮，切成大小适中的块。

② 将桑葚、猕猴桃放入果汁机内，加入牛奶，搅打均匀即可。

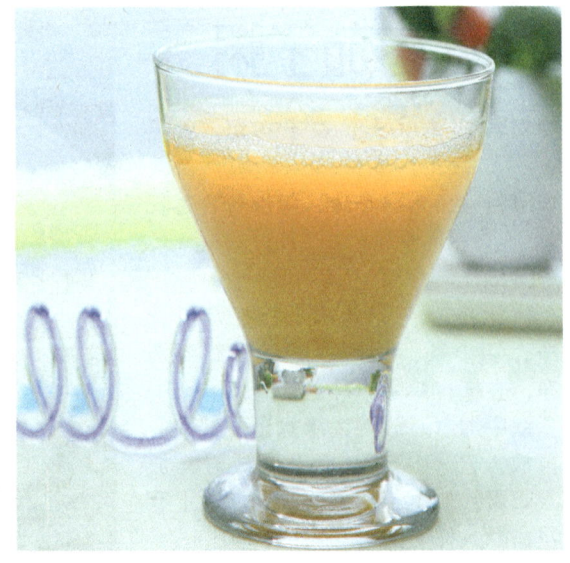

葡萄柚 【日食用量80克】

保护血管的功效	葡萄柚中含有丰富的果胶成分，可降低低密度脂蛋白胆固醇的含量，减轻动脉血管壁的损伤，维护血管功能，预防心脏病。葡萄柚还富含钾而几乎不含钠，钾对于维护心脏、血管、肾脏有重要的作用。此外，葡萄柚中的天然果胶对预防心脑血管疾病效果不错。
相宜搭配	◎ 葡萄柚+苹果 ▶ 减轻痛风 ◎ 葡萄柚+油菜 ▶ 预防骨质疏松
禁忌搭配	✘ 葡萄柚+南瓜 ▶ 破坏食材中维生素C ✘ 葡萄柚+黄瓜 ▶ 破坏食材中维生素C ✘ 葡萄柚+螃蟹 ▶ 易引起身体不适
不宜人群	尿毒症患者慎食。

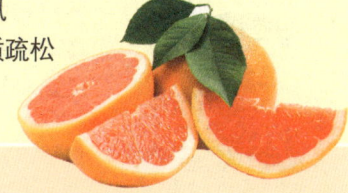

推荐用法 葡萄柚汁

- **材料** 西瓜150克，芹菜适量，葡萄柚1个
- **调料** 白糖适量
- **做法**

①西瓜洗净，去皮、籽；葡萄柚去皮取肉；芹菜去叶，洗净；以上材料均切成大小适中的块。
②将西瓜、芹菜、葡萄柚放入榨汁机内搅打成汁，滤出果肉。
③加入白糖调味即可。

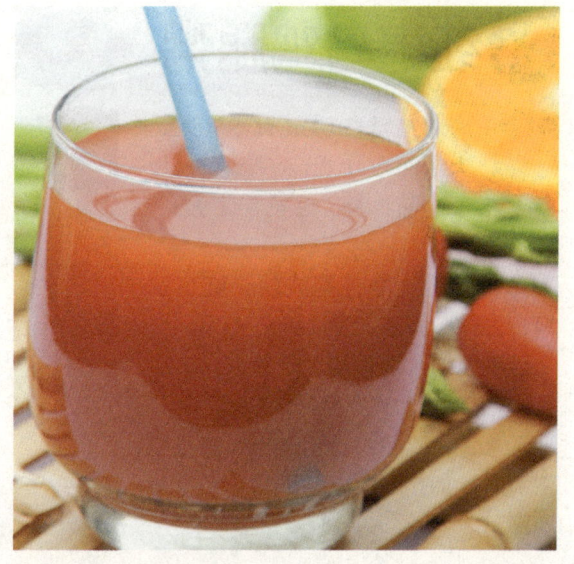

乌鸡 【日食用量150克】

保护血管的功效	乌鸡含有丰富的镁，而镁有利于降低血清胆固醇，还能促进人体纤维蛋白溶解，使血管扩张，抑制凝血块的形成，具有抗栓塞、预防心脑血管疾病的作用。乌鸡中还含有丰富的钾，钾在人体内起着维持细胞内外渗透压和酸碱平衡的作用，可以排除人体多余的钠，从而有效地预防高血压的发生，并能降低高血压。
相宜搭配	◯ 乌鸡+三七 ▶ 增强免疫力 ◯ 乌鸡+桃仁 ▶ 提升补锌功效 ◯ 乌鸡+粳米 ▶ 养阴，祛热，补中 ◯ 乌鸡+红枣 ▶ 补血养颜
禁忌搭配	✖ 乌鸡+狗肾 ▶ 易引起腹痛腹泻 ✖ 乌鸡+兔肉 ▶ 导致食物过敏
不宜人群	感冒发热、咳嗽多痰、湿热内蕴、腹胀、急性菌痢肠炎、皮肤疾病患者不宜食用。

推荐菜例 红枣乌鸡腿粥

● **材料** 乌骨鸡腿150克，红枣50克，大米80克
● **调料** 盐、胡椒粉、葱花各适量
● **做法**
① 乌骨鸡腿洗净，剁成块；红枣洗净，去核；大米淘净，泡好备用。
② 砂锅中加入适量清水，放入大米，大火煮沸后，放入红枣，转中火熬煮。
③ 下入乌骨鸡腿，待粥熬出香味且粥浓稠时，加盐、胡椒粉调味，撒上葱花即可。

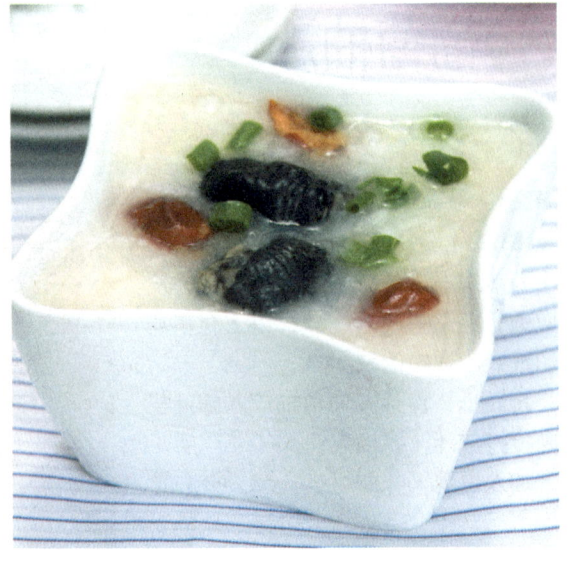

Part 3 25种保护血管的食材

鹌鹑 【日食用量60克】

保护血管的功效	鹌鹑肉中含有维生素A，而维生素A可预防癌症和心血管疾病，因为类胡萝卜素在分子层上作用可阻止那些导致肿瘤的致癌物质的形成，进而降低患心脑血管疾病的概率。鹌鹑肉中维生素P的含量很高，能增强毛细血管的弹性及人体细胞间的黏着力，减弱毛细血管脆性及渗透性，防止微血管破裂出血。
相宜搭配	✓ 鹌鹑+红小豆 ▶ 治疗小儿腹泻和小儿疳积 ✓ 鹌鹑+红枣 ▶ 补血养颜 ✓ 鹌鹑+天麻 ▶ 改善贫血 ✓ 鹌鹑+桂圆 ▶ 补肝益肾，养心和胃
禁忌搭配	✗ 鹌鹑+黑木耳 ▶ 易引发痔疮 ✗ 鹌鹑+香菇 ▶ 易引起痔疮发作 ✗ 鹌鹑+猪肝 ▶ 使皮肤出现色素沉淀 ✗ 鹌鹑+黄花菜 ▶ 易引起痔疮发作
不宜人群	重症肝炎晚期、肝功能极度低下、感冒患者不宜食用。

推荐菜例 鹌鹑粥

- **材料** 鹌鹑150克，大米100克
- **调料** 盐3克，味精2克，葱花3克，料酒5毫升
- **做法**

① 鹌鹑收拾干净，切块，入沸水中焯烫，捞出；大米淘净，泡半小时。
② 油锅烧热，放入鹌鹑，烹入料酒，滑熟，捞出；大米入沸水中焖煮。
③ 煮至米粒开花，下入鹌鹑，改小火，熬煮成粥，加盐、味精调味，撒入葱花即可。

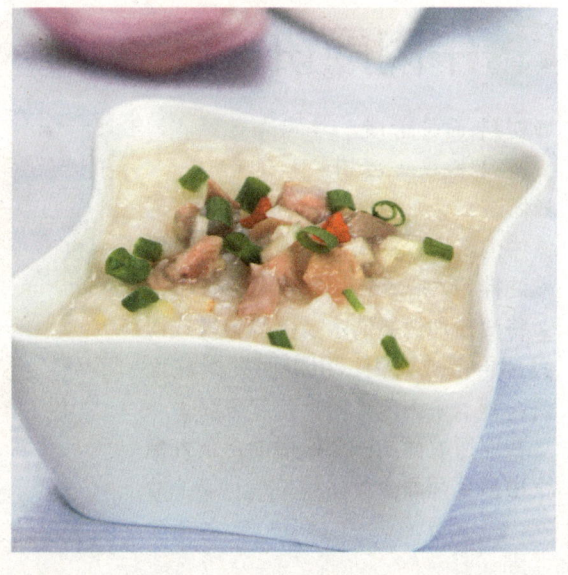

橄榄油 【日食用量10克】

保护血管的功效	橄榄油能降低高半胱氨酸（一种能损伤冠状动脉血管壁的氨基酸），防止炎症发生，减少对动脉壁的损伤，通过增加体内氧化氮的含量松弛动脉，降低血压。橄榄油中的单不饱和脂肪酸具有降低LDA胆固醇的氧化的作用，因而能够预防心脑血管疾病。
相宜搭配	✓ 橄榄油+土豆 ▶ 健脾和胃 ✓ 橄榄油+猕猴桃 ▶ 补充营养 ✓ 橄榄油+红薯 ▶ 润肠通便
禁忌搭配	✗ 橄榄油+维生素E ▶ 影响食材营养价值
不宜人群	腹泻患者不宜食用。

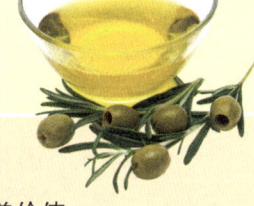

推荐菜例 牛肉煎饼

- **材料** 面粉200克，牛肉50克
- **调料** 橄榄油6毫升，盐适量
- **做法**

① 牛肉洗净，切末，加入适量盐、橄榄油拌匀入味，待用。
② 将面粉加适量清水搅拌均匀揉成面团，再揪成面剂，用擀面杖擀成面饼，铺上牛肉末，对折包起来。
③ 在面饼表面刷一层橄榄油，下入煎锅中煎至两面金黄即可。

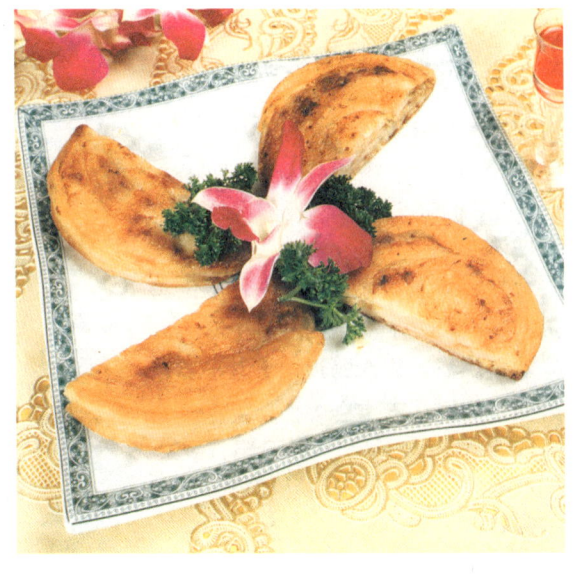

黑芝麻 【日食用量20克】

保护血管的功效	黑芝麻含有的"亚麻仁油酸"成分可去除附在血管壁上的胆固醇；黑芝麻中还有丰富的卵磷脂，能调节胆固醇在人体内的含量，有效降低高胆固醇、高血脂及冠心病的发病率；黑芝麻含有的膳食纤维和多余的胆固醇结合，能帮助机体排除多余的胆固醇，从而降低血液中的胆固醇，维护心血管系统的健康，预防心脑血管疾病的发生。
相宜搭配	✓ 黑芝麻+菠菜 ▶ 补益脾胃 ✓ 黑芝麻+大米 ▶ 养血护肤 ✓ 黑芝麻+山药 ▶ 健脾和胃
禁忌搭配	✗ 黑芝麻+鸡肉 ▶ 易引起身体过敏 ✗ 黑芝麻+鸡腿 ▶ 影响维生素的吸收 ✗ 黑芝麻+鸡翅 ▶ 易引起身体过敏
不宜人群	患有慢性肠炎、便溏腹泻者忌食。

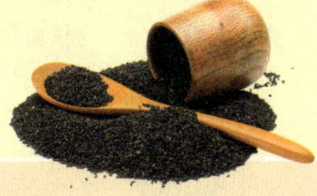

推荐菜例 芋头芝麻粥

● **材料** 大米60克，鲜芋头20克，黑芝麻、玉米糁各适量

● **调料** 白糖5克

● **做法**

①大米洗净，泡半小时后，捞起沥干水分；芋头去皮洗净，切成小块。
②锅置火上，注入清水，放入大米、玉米糁、芋头，用大火煮至熟。
③再放入黑芝麻，改用小火煮至粥成，调入白糖即可食用。

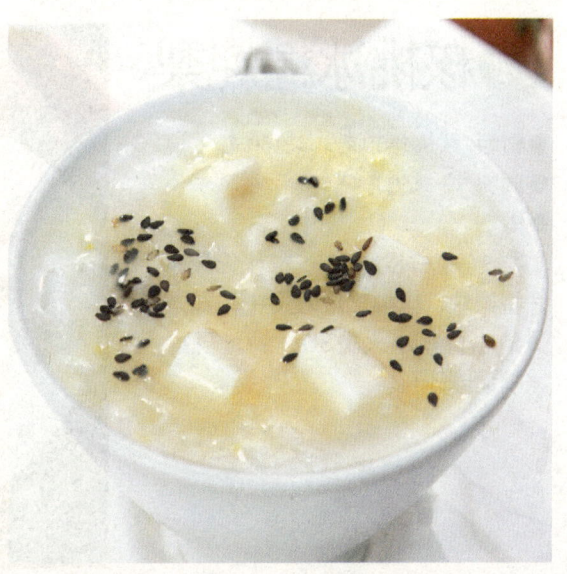

核桃仁 【日食用量30克】

保护血管的功效	核桃仁含有丰富的不饱和脂肪酸，能减少肠道对胆固醇的吸收，适合高血脂、高血压、冠心病病人食用；核桃仁还含有丰富的亚油酸，这种成分能降低人体胆固醇的含量，防止其沉积在血管壁上，从而减少动脉硬化等心脑血管疾病的发生。
相宜搭配	核桃仁+黑芝麻 ▶ 补肝益肾，乌发润肤 核桃仁+牛奶 ▶ 补脾肾，润燥益肺 核桃仁+薏米 ▶ 补肺，补脾，补肾 核桃仁+鳝鱼 ▶ 降低血糖 核桃仁+红枣 ▶ 美容养颜
禁忌搭配	核桃仁+白酒 ▶ 易导致血热 核桃仁+野鸭 ▶ 不利于营养的吸收 核桃仁+茯苓 ▶ 削弱茯苓的药效 核桃仁+黄豆 ▶ 易引发腹痛、腹胀、消化不良
不宜人群	肺脓肿、慢性肠炎患者忌食。

推荐菜例：核桃冰糖炖梨

●**材料** 核桃仁30克，梨150克
●**调料** 冰糖30克
●**做法**
①梨洗净，去皮，切块；核桃仁洗净。
②将梨块、核桃仁放入煲中，加入适量清水，用小火煲30分钟，再放入冰糖调味即可。

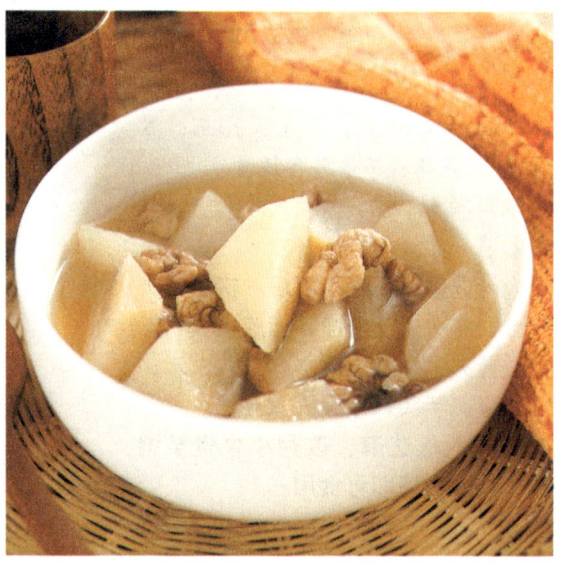

Part 4

21种保护血管的中药材

◎ 心脑血管疾病会对人类的生命健康造成极大的危害，所以一定要引起我们足够的重视，提高预防意识，患病时才能够得到及时、安全、有效的治疗。

本章介绍了常见的保护血管的中药材，它们分别具有降低血压、降低胆固醇、保护心脏、抗动脉粥样硬化等功效，适宜高血压、高血脂、冠心病及头晕、肥胖、胸闷、气短乏力等患者服用。

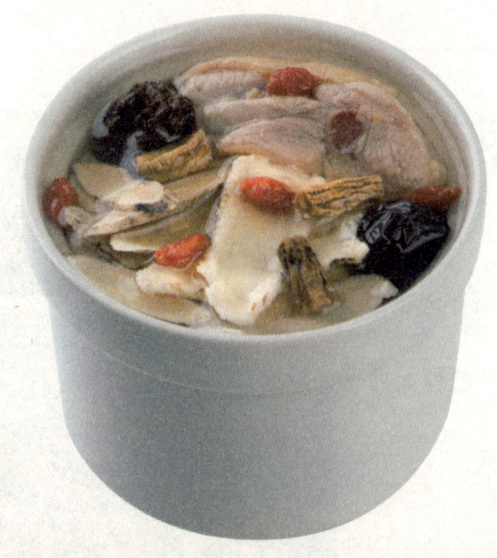

人参 【保健养生剂量 1~3克】

别名 黄参、血参、土精、地精。
性味 性平微温，味甘微苦。
归经 归脾、肺经。

最佳搭配	◎人参+山药 ▶ 有助于降低胆固醇 ◎人参+鸡肉 ▶ 益气填精，养血调经
食用禁忌	①不宜与茶叶、咖啡、白萝卜一起食用。 ②青少年不宜食用人参进补。
保护血管的功效	人参中含有的人参皂苷对脂质的代谢有促进作用，能使血中的胆固醇及脂蛋白的生物合成、分解转化、排泄加速，可使血中胆固醇降低，有效预防心脑血管疾病的发生。
养生保健用法	①冲茶。将适量人参洗净切成薄片，放在碗内或杯中，用开水冲泡，闷盖5分钟后即可服用。此茶有益气补虚的功效。 ②嚼食。以二三片人参含于口中细嚼，可生津提神，并且甘凉可口。 ③泡酒。将整根人参洗净，切成薄片装入瓶内，用50～60度的酒浸泡，可益气填精。

推荐用法 人参红枣茶

●**材料** 红枣25克，人参、红茶各5克
●**做法**
①人参洗净，切片备用；红枣洗净，去核，用清水洗净备用。
②将红枣、人参和红茶一起放入砂锅中。
③加入适量水煮成茶饮即可。

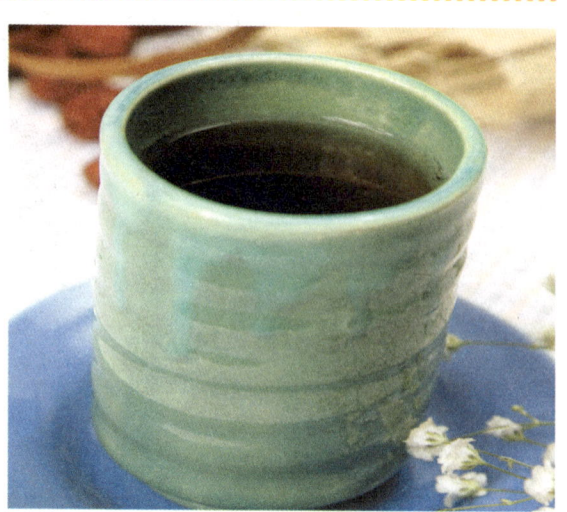

西洋参 【保健养生剂量 5~10克】

别名	西洋人参、西参、洋参、佛兰参、正光结参、花旗参、广东人参。
性味	性凉,味甘微苦。
归经	归心、肺、肾经。

最佳搭配	◎西洋参+乌鸡 ▶ 健脾益肺,养血柔肝 ◎西洋参+燕窝 ▶ 养阴润燥,清火益气
食用禁忌	①畏寒、肢冷、腹泻、胃有寒湿、脾阳虚弱等阳虚体质者忌食。 ②不宜与藜芦、白萝卜同食。
保护血管的功效	西洋参含有十余种人参皂苷、少量挥发油、糖类、氨基酸、无机元素等。心脑血管患者食用西洋参可以提高自身免疫力,有效抵抗心脑血管疾病。
养生保健用法	①冲茶。将西洋参3克洗干净,放入清水中浸泡;将泡软的西洋参取出切成薄片,放入杯中;用适量的沸水冲泡,加盖闷约10分钟后即可饮用。此茶有益肺养胃、滋阴津、清虚火、去低热的功效。 ②嚼食。取2~3克西洋参片含于口中,细细咀嚼。

推荐药膳 西洋参大米粥

● **材料** 西洋参片30克,大米110克
● **调料** 白糖10克,葱花适量
● **做法**
①大米泡发洗净;西洋参片洗净。
②锅置火上,注入适量清水后,放入大米,用旺火煮至米粒开花。
③放入西洋参,用小火熬至粥成,放入白糖调味,撒上葱花即可食用。

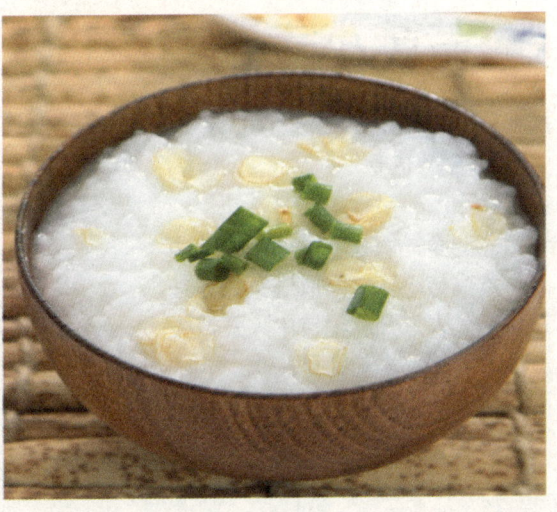

黄芪 【保健养生剂量 5～15克】

别名 棉芪、黄耆、独椹、蜀脂。
性味 性微温，味甘。
归经 归肺、脾、肝、肾经。

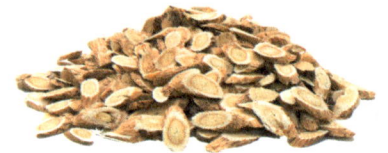

最佳搭配	✓ 黄芪+猪肝 ▶ 补气，养肝，通乳 ✓ 黄芪+银耳 ▶ 可作为白细胞减少症患者的食疗方	
食用禁忌	①不能与藜芦、防风、五灵脂同时食用。 ②表实邪盛、气滞湿阻、食积停滞者不宜食用。	
保护血管的功效	黄芪提取物主要含黄酮类、皂苷类、多糖类、氨基酸及微量元素等化学成分，有降低血液黏稠度、减少血栓形成、降低血压、保护心脏和血管的作用，可用来治疗心脏病、高血压、糖尿病等症。	
养生保健用法	①煮粥。取黄芪50克左右洗净煎汤，将200克大米洗净，放入煎过的汤液煮粥。本品有健脾益气的功效。 ②炖汤。取黄芪20克、鸡1只。将鸡去内脏洗净，焯水，把用纱布包好洗净的黄芪放入鸡肚内，放在锅中，加适量的水煮熟即可。此汤有补中益气的功效。	

推荐药膳 黄芪小麦粥

● **材料** 黄芪10克，小麦50克
● **调料** 冰糖适量
● **做法**
①黄芪洗净，切成小段；小麦洗净。
②将黄芪与小麦一同放进锅内，加水适量，大火煮开后，转中火煮成粥。
③加入冰糖，拌匀即可关火。

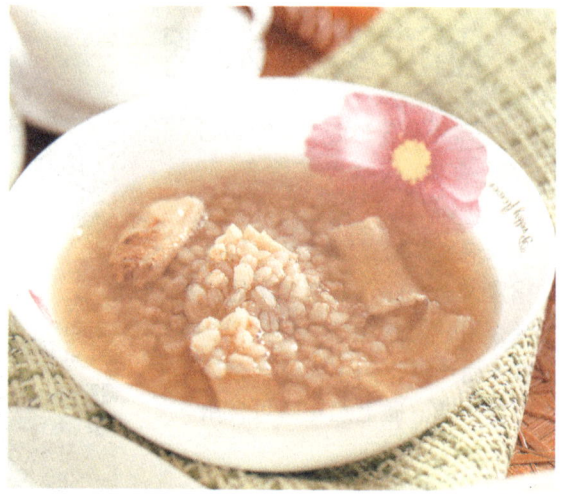

丹参 【保健养生剂量 5~10克】

别名 赤参、紫丹参、红根。

性味 性微温,味苦。

归经 归心、肝经。

最佳搭配	◇丹参+苦瓜 ▶ 抗肿瘤 ◇丹参+鲫鱼 ▶ 补阴血,通血脉,补体虚
食用禁忌	①不宜与藜芦同用。 ②孕妇、无瘀血者慎服。
保护血管的功效	丹参能扩张冠状动脉,增加冠脉流量,改善心肌缺血、梗死和心脏功能,调节心律,并能扩张外周血管,改善微循环。丹参还有抗凝血、促进纤溶、抑制血小板凝聚、抑制血栓形成及降低血脂、抑制冠状动脉粥样硬化形成的作用。
养生保健用法	①冲茶。丹参、红糖各适量,放入杯中,用热水冲泡,即可饮用。本品有活血祛瘀、养血调经的功效,适用于因阴血不足、血虚所引起的闭经。 ②煎汤。取丹参15克,檀香、砂仁各5克。药材均洗净。以水先煎丹参,后下檀香、砂仁煎煮,去渣取汁,即可饮用。本品有活血化瘀、理气止痛的功效。

推荐用法 丹参首乌茶

● **材料** 丹参2克,赤芍1克,何首乌1克

● **调料** 蜂蜜适量

● **做法**

①丹参、赤芍、何首乌均洗净。
②将所有药材一起放入锅中,加水煎煮15分钟,去渣。
③将药汁倒入杯中,加入蜂蜜即可。

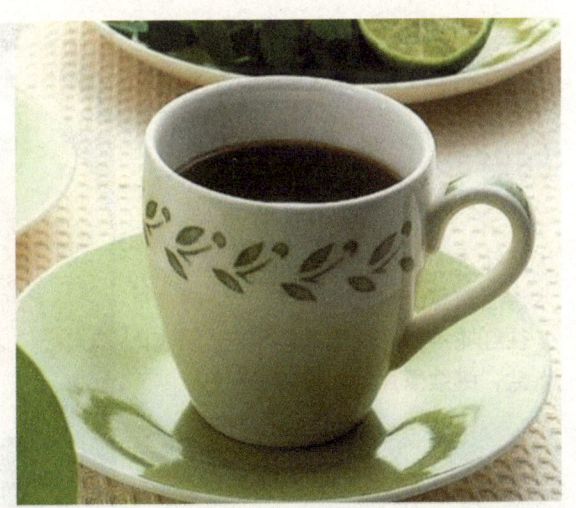

红花 【保健养生剂量 3~10克】

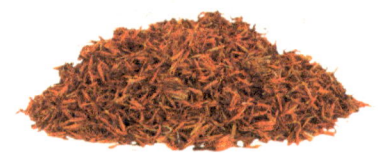

别名 红蓝花、刺红花。
性味 性温，味辛。
归经 归心、肝经。

最佳搭配	红花+鸡肉 ▶ 活血通脉 红花+百合 ▶ 活血化瘀，润肺止咳
食用禁忌	①孕妇、有出血倾向者不宜服用。 ②养血和血宜少用，活血祛瘀宜多用，每日均不能超过10克。
保护血管的功效	红花种子油含有较高的亚油酸，有降低血清胆固醇和血脂、防止动脉粥样硬化、软化和扩张动脉、改善血液循环和保护心脏的作用。红花有保护心脑血管系统的作用。
养生保健用法	①泡酒。取红花15克、山楂30克、白酒250毫升。将红花、山楂洗净，晾干，共入白酒中，浸泡1周后即可饮用。此酒有活血行瘀的功效，适用于血瘀型月经过少等症。 ②炖汤。将牛肉500克、土豆500克、胡萝卜30克、红花10克分别洗净，处理好后放入锅中，加入适量水煮熟，即可食用。本品有活血、消除疲劳、强身健体的功效。

推荐药膳 红花煮鸡蛋

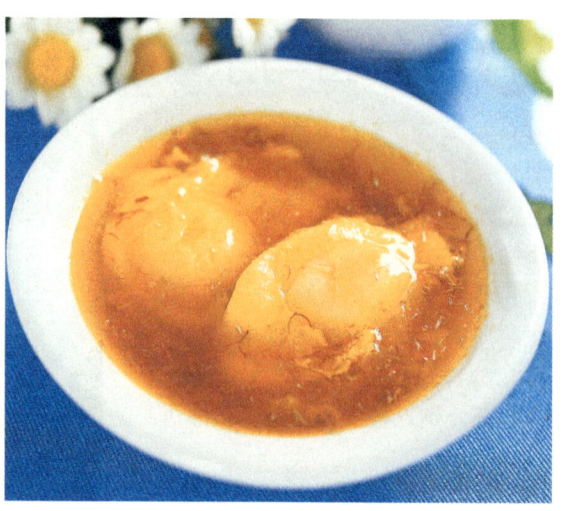

● **材料** 红花30克，鸡蛋2个
● **调料** 盐少许
● **做法**

①红花洗净，放入锅内，加水适量，水沸后煎煮5分钟。
②往红花中打入鸡蛋煮至蛋熟，再加入盐，继续煮片刻即可。

Part 4　21种保护血管的中药材

当归　　【保健养生剂量 6~12克】

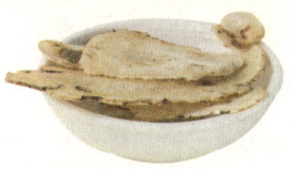

别名　马尾当归、马尾归、云归、西当归。
性味　性温，味甘、辛、苦。
归经　归肝、心、脾经。

最佳搭配	◇ 当归+银耳　▶　促进新陈代谢，延迟衰老 ◇ 当归+猪肾　▶　可用于心悸、气短
食用禁忌	①慢性腹泻、大便溏薄者以及热盛出血患者忌食。 ②湿阻中满者慎服。
保护血管的功效	当归有降低血小板聚集及抗血栓的作用，可对抗心肌缺血，显著增加冠脉血流量，降低心肌耗氧量，从而保护心血管。
养生保健用法	①泡酒。取当归30克、熟地黄50克、红花15克、肉桂6克、甜酒1000毫升。用甜酒浸泡洗净的中药1~2周以上即成。本品有滋阴补肾、益气活血的功效，可用于血虚或有瘀滞的经闭、不调。 ②煎汤。将当归10克、黄芪15克一起洗净放入锅中，加水煎煮，去渣取汁，即可饮用。此汤可补中益气、活血化瘀。

推荐药膳　当归山楂汤

●**材料**　当归15克，红枣10克，山楂15克，水1500毫升

●**做法**
①红枣洗净；山楂、当归洗净备用。
②将红枣、当归、山楂一起放入砂锅中。
③加水煮沸，改用文火煮1小时即可。

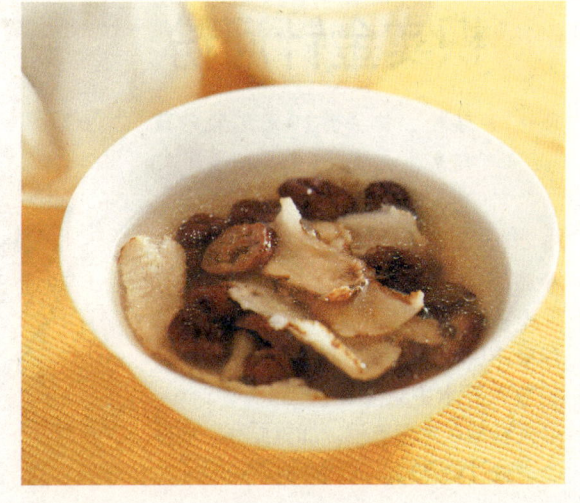

枳实 【保健养生剂量 3~10克】

别名 川枳实、江枳实。
性味 性寒，味苦。
归经 归脾、胃、肝、心经。

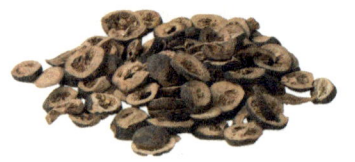

最佳搭配	枳实+萝卜 ▶ 润肠通便 枳实+麦芽+山楂 ▶ 健脾和胃
食用禁忌	①脾胃虚弱者及孕妇慎服。 ②虚而久病者忌服。
保护血管的功效	枳实含有的对羟福林和N-甲基酪胺具有一定的强心作用，可用来治疗冠心病等引起的心力衰竭，同时还可使冠脉流量显著增加，冠脉阻力显著降低，同时使心肌的耗氧量降低，保护血管内皮细胞。
养生保健用法	①煎汤。将枳实9克、麦芽12克、山楂肉6克一同洗净放入锅中，加水适量煎煮，去渣取汁，即可服用。本品有消食导滞、和胃的功效，可用于胃脘胀痛、恶心呕吐的症状。 ②炖汤。将枳实10克洗净放在锅中，加水煎煮，取汁备用。将适量的萝卜洗净切块，用猪油煸炒，加虾米，浇药汁适量，煨至极烂，加葱、姜丝、盐适量调味即可食之。本品有顺气通便的功效。

推荐药膳 枳实金针河粉

- **材料** 厚朴、枳实各10克，金针菇45克，黄豆芽5克，胡萝卜15克，河粉90克
- **调料** 盐适量，素肉臊1大匙
- **做法**

①全部药材洗净，加水煎煮，取汁；胡萝卜洗净，切丝；黄豆芽洗净；河粉放入开水中煮熟，捞出。
②河粉放药汁中煮沸，加黄豆芽、胡萝卜、金针菇煮熟，加调味料调味即可。

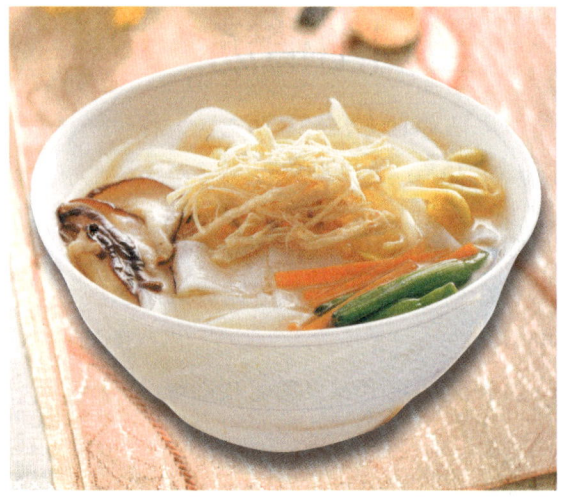

银杏 【保健养生剂量 5~8克】

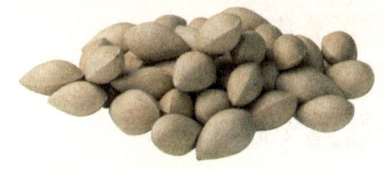

别名 白果、白果肉。
性味 性平,味甘、苦、涩。
归经 归肺、肾经。

最佳搭配	◯银杏+西葫芦 ▶ 美容养颜 ◯银杏+花菜 ▶ 补充营养
食用禁忌	①五岁以下小儿忌食。 ②银杏有小毒,不宜多食、常食。
保护血管的功效	银杏具有通畅血管、改善大脑功能、延缓老年人大脑衰老、增强记忆力、治疗脑供血不足等病症的作用。
养生保健用法	①炖汤。将银杏200克、白条鸭1只(约1000克)洗净,处理好后一同放入锅中,加入适量的水炖煮,至熟即可食用。本品有滋阴养胃、利水消肿、定喘止咳的功效。 ②煮粥。先将白果6克、莲肉15克洗净研末,纳入整个处理好的乌骨鸡鸡腹中,再入洗净的糯米与适量水,慢火煮成稠粥。此粥有补肝肾、止滞浊的功效,可用于小儿遗尿、老人尿频等症。

推荐药膳 银杏炖鹧鸪

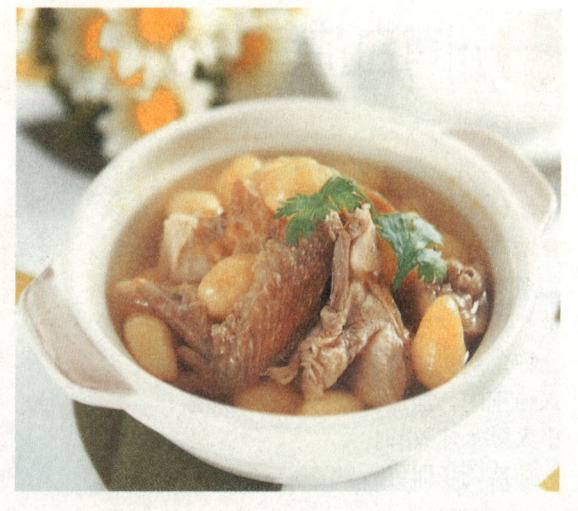

● **材料** 银杏20克,鹧鸪1只
● **调料** 生姜10克,盐3克,鸡精5克
● **做法**
①鹧鸪洗净斩小块;生姜切片。
②净锅上火,加水烧沸,把鹧鸪下入沸水中焯烫,捞出沥干。
③锅中加油烧热,下入姜片爆香,加入适量清水,放入鹧鸪、银杏煲30分钟,再加入盐、鸡精调味即可。

川芎 【保健养生剂量 3~9克】

- **别名** 芎䓖、香果。
- **性味** 性温,味辛。
- **归经** 归肝、胆、心包经。

最佳搭配	川芎+绿茶叶+杭白菊 ▶ 祛风止痛 川芎+当归+荆芥穗 ▶ 治疗产后血晕
食用禁忌	①阴虚火旺、上盛下虚及气弱之人忌服。 ②月经过多者、孕妇及出血性疾病患者慎服。
保护血管的功效	川芎中的川芎嗪和阿魏酸具有较明显的扩张冠脉、增加冠脉流量及心肌营养血流量、使心肌供氧量增加、促进心肌供氧和耗氧平衡、保护血管的作用。
养生保健用法	①炖汤。将黄芪60克、川芎10克、生姜4片、兔肉250克洗净,处理好后一同放入锅内,加清水适量,大火煮沸后,小火煮2小时,调味即成。本品有补气活血、通络的功效。 ②研末。取川芎、甘菊、石膏各适量,洗净共研为末,可用于偏头痛。

推荐药膳 川芎白芷鱼头汤

- **材料** 川芎5克,白芷1克,生姜5片,鳙鱼头1个
- **调料** 盐适量
- **做法**

①鱼头洗净,起油锅,下鱼头煎至微黄;川芎、白芷洗净。
②把鱼头、川芎、白芷、生姜一起放入炖锅内,加适量开水,炖锅加盖,小火隔水炖2小时。
③加盐调味即可。

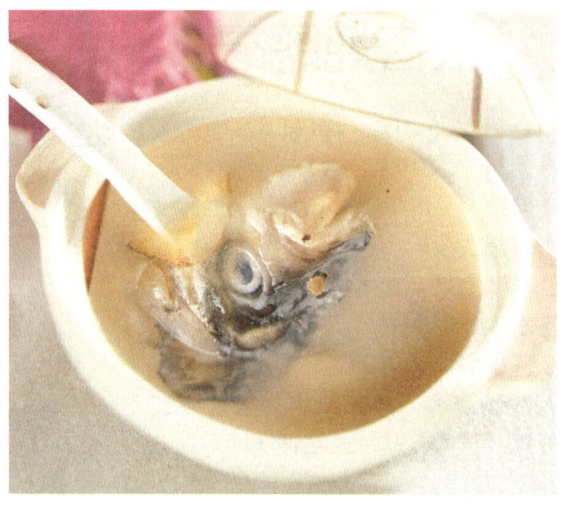

葛根 【保健养生剂量 9~15克】

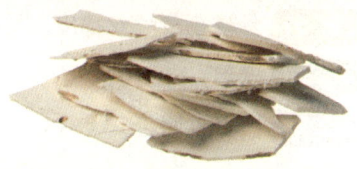

别名 干葛、甘葛、粉葛、黄葛根。
性味 性凉,味甘、辛。
归经 归脾、胃经。

最佳搭配	◯ 葛根+白芷、羊排 ▶ 养颜护肤,祛脂降压 ◯ 葛根+桂枝、鸡翅 ▶ 降糖降脂,生津止渴
食用禁忌	①葛根性凉,易于动呕,胃寒者应当慎用。 ②夏日表虚汗者尤忌。
保护血管的功效	葛根含有的葛根总黄酮和葛根素能改善心肌的氧代谢,对心肌代谢产生有益作用,同时能扩张血管,改善微循环,降低血管阻力,使血流量增加,故可用于防治心肌缺血、高血压。
养生保健用法	①煮粥。将粟米300克洗净,与葛粉200克拌均匀,加水煮熟,即可食用。本品有营养机体、补中益气的功效,可用于防治高血压、糖尿病、腹泻、痢疾等症。 ②沏茶。将葛根5克、玫瑰花2克洗净,与红茶1克混合后,用沸水冲泡,加盖闷5分钟即成。此茶有美容养颜的功效。

推荐药膳 葛根猪肉汤

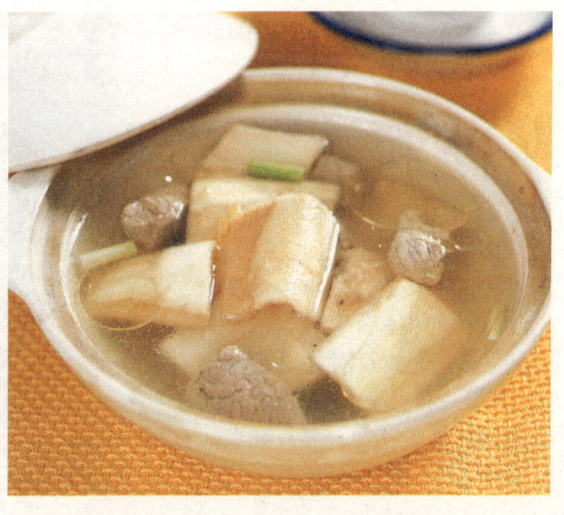

●**材料** 葛根40克,柴胡10克,猪肉250克
●**调料** 盐、味精、葱花各适量
●**做法**
①猪肉洗净,切成小方块;葛根洗净切块;柴胡洗净。
②锅中加水烧开,下猪肉焯去血水。
③猪肉入砂锅,煮熟后加入葛根、柴胡和盐、味精、葱花等,稍煮片刻即可食用。

杜仲 【保健养生剂量 1~5克】

别名 丝楝树皮、丝棉皮、棉树皮、胶树。
性味 性温，味甘微辛。
归经 归肝、肾经。

最佳搭配	杜仲+乌鸡 ▶ 补虚损，强筋骨，调经止带 杜仲+兔肉 ▶ 补肾益精，养血乌发
食用禁忌	①阴虚火旺者忌服。 ②杜仲不能与蛇皮、元参同用。
保护血管的功效	杜仲能降低血压，使高血压患者的血压有所下降，并能改善头晕、失眠等症状，同时能降低人体内脂肪含量，恢复血管弹性，在防治血管硬化、冠心病等方面均有疗效。
养生保健用法	①泡酒。取杜仲、丹参、川芎各适量，洗净切片，放入白酒中浸泡5天。此酒有补肝肾、强筋骨的功效。 ②炖汤。杜仲10克与猪腰1具洗净，处理好后一同放入锅中，加水煎煮，炖汤，可用于肾虚引起的腰背酸痛、腿膝软弱、小便频数。 ③泡茶。取杜仲叶5克洗净，与优质乌龙茶5克一起用开水冲泡，加盖5分钟后饮用。此茶具有补肝肾、强筋骨、降压之功效，适用于高血压、高血脂、心脏病等症。

推荐药膳 杜仲牛肉

● **材料** 杜仲20克，枸杞子15克，牛肉500克
● **调料** 姜片、葱段各少许，盐适量
● **做法**
①牛肉洗净，放在热水中稍烫。
②将杜仲和枸杞子用水冲洗一下，然后和牛肉一起放入锅中，加适量水，煮沸，加姜片和葱段，将牛肉煮熟烂。
③起锅前拣去杜仲、姜片和葱段，加盐调味。

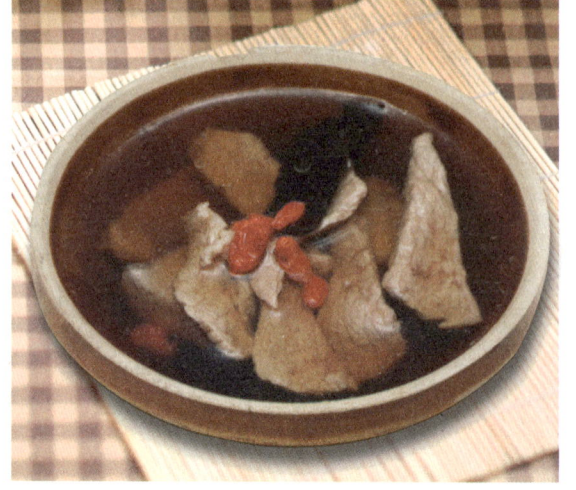

夏枯草 【保健养生剂量 10~15克】

别名 胀饱草、棒槌草、干叶、锣锤草、东风。
性味 性寒，味苦、辛。
归经 归肝、胆经。

最佳搭配	夏枯草+决明子 ▶ 清肝火 夏枯草+鸭子 ▶ 滋阴养胃
食用禁忌	①脾胃虚弱者慎服。 ②气虚者慎用。
保护血管的功效	夏枯草既能扩张血管，又能收缩血管，具有明显的降压作用，其提取物具有降压活性及抗心律失常的作用。中医治疗高血压时，常在处方中加夏枯草以加强降压作用。
养生保健用法	①炖汤。取黑豆50克、夏枯草30克、冰糖适量，黑豆及夏枯草洗净，处理好，加冰糖一同放入锅中，加水煎煮，煮熟即可食用。本品有补肾水、平肝火的功效。 ②泡茶。将夏枯草10克、车前草12克洗净，放入茶壶中，用沸水冲泡后即可饮用。此茶有清热平肝、利尿降压的功效。

推荐用法 玫瑰夏枯草茶

● **材料** 玫瑰花15克，夏枯草10克
● **调料** 蜂蜜1匙
● **做法**
①先将夏枯草洗净，放在杯碗中，注入开水。
②第一泡茶倒掉不喝，第二泡加入洗净的玫瑰花，再注入开水冲泡。
③待稍凉，加入蜂蜜即可。

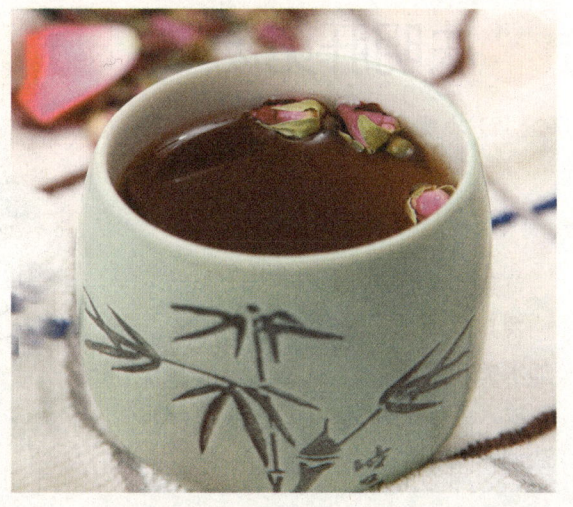

决明子 【保健养生剂量 9~15 克】

- **别名** 羊角豆、假绿豆、千里光。
- **性味** 性微寒,味甘、苦、咸。
- **归经** 归肝、大肠经。

最佳搭配	✓ 决明子+蜂蜜 ▶ 治疗便秘 ✓ 决明子+茄子 ▶ 清肝降逆,润肠通便
食用禁忌	①脾胃虚寒、体质虚弱、大便溏泄者忌食。 ②孕妇忌服,气血不足者不宜服用。
保护血管的功效	决明子所含大黄素、大黄酸对人体有降低胆固醇、降低血压的功效;所含大黄素葡萄糖苷、大黄素蒽酮、大黄素甲醚具有降低血清胆固醇和强心作用,对心脑血管患者有一定的辅助食疗作用。
养生保健用法	①冲茶。决明子与枸杞子、菊花各5克洗净,与等量的绿茶一同放入杯中,用开水冲泡,闷约5分钟,即可饮用。本品有清肝明目的功效。 ②做枕头。用决明子适量,作枕头填充物,可防治失眠、落枕等病症。

推荐药膳 决明肝苋汤

- **材料** 决明子15克,鸡肝两副,苋菜250克
- **调料** 盐适量
- **做法**

①苋菜洗净沥干;鸡肝洗净切片。
②决明子洗净,装入纱布袋扎紧,加水熬成高汤。
③放入苋菜煮沸后,下肝片煮熟,加盐调味即可。

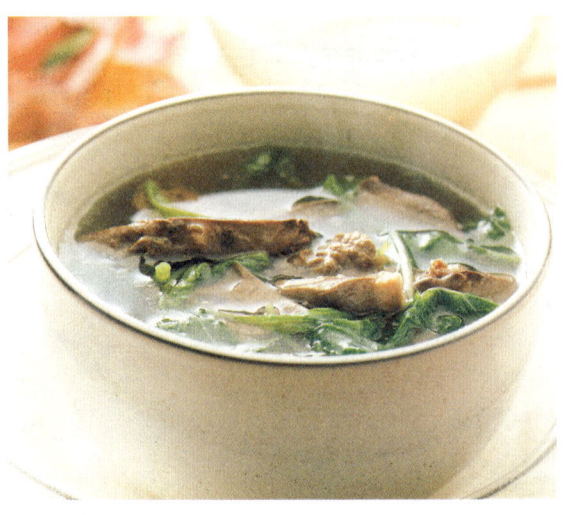

石决明 【保健养生剂量 10～30克】

- **别名** 千里光、真海决、海决明、海南决。
- **性味** 性寒，味咸。
- **归经** 归肝经。

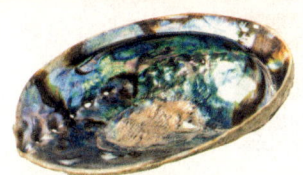

最佳搭配	◇ 石决明+蛤蜊 ▶ 可用于失眠的食疗方 ◇ 石决明+大米 ▶ 平肝潜阳 ◇ 石决明+党参+茯苓+珍珠 ▶ 可用于糖尿病的食疗方
食用禁忌	①脾胃虚寒者慎服。 ②消化不良、胃酸缺乏者禁服。
保护血管的功效	石决明有清肝明目、平肝潜阳的功效，对高血压引起的头晕、头痛者有一定的缓解作用。其含有的镁对心血管系统有很好的保护作用，可减少血液中胆固醇的含量，防止动脉硬化，同时还能扩张冠状动脉，增加心肌供血量，从而保护心血管。
养生保健用法	①炖汤。取石决明15克、蛤蜊肉30克，洗净，处理好，一同放入锅中，加水熬汤。此汤可用于阴虚所致的失眠、多梦。 ②煮粥。将石决明30克择净，放入锅中，加清水适量，水煎取汁，加洗净的大米100克，煮为稀粥即成。本品有平肝潜阳、清肝明目的功效，适用于肝阳上亢所致的眩晕头痛、烦躁易怒、目赤肿痛、视物昏花等。

推荐药膳 石决明小米瘦肉粥

- **材料** 石决明10克，小米80克，瘦肉150克
- **调料** 姜丝10克，盐3克，葱少许
- **做法**

①瘦肉洗净切块；小米、石决明洗净。
②爆香姜丝，放入瘦肉过油；锅中加水，下小米、石决明，旺火煮沸。
③下入瘦肉煮至熟，加盐调味，撒上葱花即可。

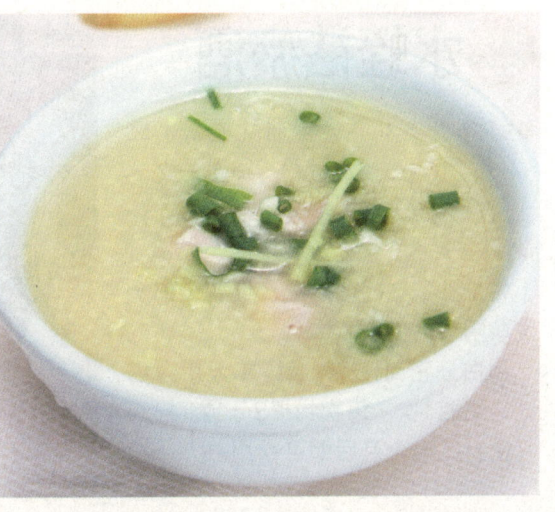

水蛭 【保健养生剂量 3~6克】

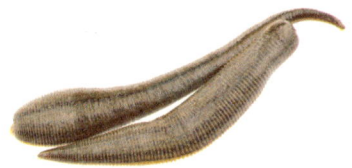

别名 蚂蟥、蛭蟥、至掌。
性味 性平，味咸、苦。
归经 归肝经。

最佳搭配	◎水蛭+苏木 ▶ 活血化瘀 ◎水蛭+赤芍 ▶ 活血通络
食用禁忌	①体弱血虚者、孕妇及月经期的女性禁服。 ②有出血倾向者禁服。
保护血管的功效	水蛭提取物水蛭素对血小板聚集有明显的抑制作用，可抑制体内血栓形成，对弥漫性血管内凝血有很好的治疗作用；水蛭素还能降血脂，消退动脉粥样硬化斑块，增加心肌营养性血流量，对抗垂体后叶素引起的心律失常，起到保护血管的作用。
养生保健用法	①研末。取西洋参、丹参、苦参、三七参、北沙参、赤芍、水蛭各适量洗净阴干，与冰片按一定比例制成粉剂，装入胶囊，白开水送服。本品有滋阴补气、活血化瘀的功效。 ②制滴眼剂。水蛭3条，洗净置于6克生蜂蜜中，6小时后取浸液贮瓶内，可用于急性结膜炎。

推荐用法：水蛭祛瘀酒

● **材料** 丹参30克，玄胡30克，水蛭10克，红花5克，郁金10克，白酒500毫升

● **做法**
①将丹参、玄胡、水蛭、红花、郁金洗净阴干后倒入瓶中。
②用白酒密封浸泡，每隔3天用力摇动药酒瓶1次，每次约摇3分钟。
③密封约半个月后即可饮用。

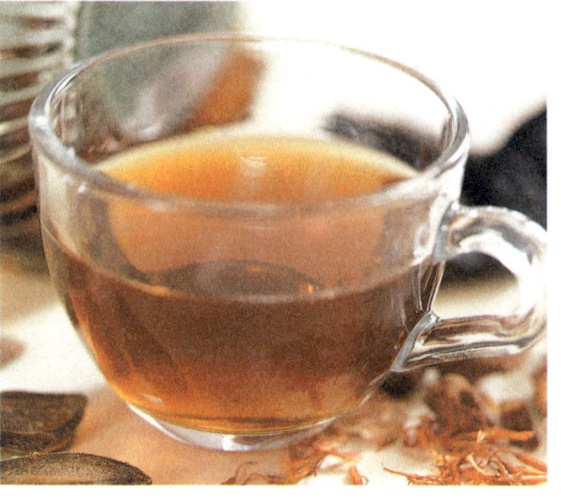

天麻 【保健养生剂量 10~30克】

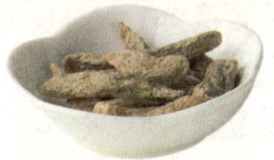

别名 赤箭芝、独摇芝、离母、合离草。
性味 性平，味甘。
归经 归肝经。

最佳搭配	◯天麻+川芎 ▶ 熄风止痛 ◯天麻+杜仲+木瓜 ▶ 可用于风湿痹痛、肢体麻木的食疗方	
食用禁忌	①凡病人见津液衰少、血虚、阴虚等者，均慎用天麻。 ②天麻不宜久煎。	
保护血管的功效	天麻对中央动脉血管有顺应性的改善作用，能使血管弹性增强。天麻含有的天麻多糖有增强免疫力的功效，心脑血管患者食用天麻可增强自身体质，对心脑血管的控制有一定的作用。	
养生保健用法	①炖汤。将天麻10克切片，大枣5枚去核，鸽子1只去毛杂洗净，纳洗净的天麻、大枣同放入鸽腹内，置碗中，调味后加清汤适量，上笼蒸熟服食。本品有养阴柔肝的功效，可用于肢体麻木及脑卒中后遗症者。 ②煮粥。将天麻5克择净，研细；大米100克淘净，与天麻同放入锅内，加清水适量煮粥，煮熟即可食用。此粥有熄风止痉、平肝潜阳、祛风通络的功效。	

推荐用法 天麻川芎枣仁茶

● **材料** 天麻6克，川芎5克，枣仁10克，白开水1杯

● **做法**
① 天麻洗净，用淘米水泡软后切片；川芎、枣仁洗净，放置备用。
② 将天麻、川芎、枣仁一起放入碗中，冲入白开水，加盖泡10分钟后即可饮用。
③ 上午、下午各泡1杯，代茶饮。

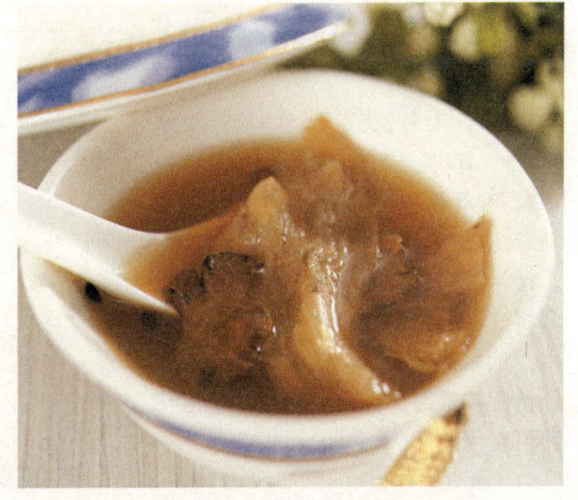

三七 【保健养生剂量 3~9克】

别名 山漆、金不换、参三七、田七、滇三七。
性味 性温，味甘、微苦。
归经 归肝、胃、心、肺、大肠经。

最佳搭配	三七+鸡肉 ▶ 增强体质 三七+丹参、山楂 ▶ 活血降脂，软化血管
食用禁忌	①孕妇慎用。 ②月经期间的女性不宜服用。
保护血管的功效	三七中含有的"三七总苷"有活血作用，可以扩张心脏血管，增加冠脉流量，抑制血栓形成，抗血小板聚集，并可以溶解已形成的血栓，增加营养性心肌血流量，起到保护血管的作用。
养生保健用法	①煮粥。将三七10克与山药、大米各30克分别洗净，处理好，一同放入锅中，加适量的水煮粥。此粥有益气补虚、通络的功效，可用于气血不足引起的月经过少、头晕眼花等症。 ②沏茶。将田七粉5克连绿茶5克一同放入杯中，兑入山楂汁200毫升，冲入沸水，闷约10分钟即可饮用。此茶有降血脂的功效，可用于高脂血症，还可预防和治疗动脉粥样硬化。

推荐药膳 三七粉粥

●**材料** 三七粉3克，红枣5枚，粳米100克
●**调料** 红糖适量
●**做法**
①粳米洗净；红枣去核、洗净备用。
②将三七粉、红枣、粳米一同放入锅中，加水适量煮粥。
③待粥将成时，加入红糖搅拌至溶化即可食用。

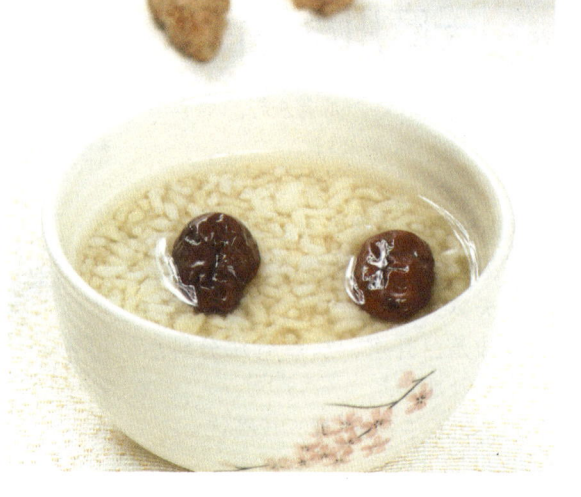

山楂 【保健养生剂量 5～10克】

别名 红果、棠棣、绿梨、北山楂。
性味 性微温，味酸、甘。
归经 归脾、胃、肝经。

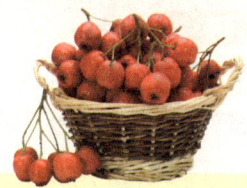

最佳搭配	◯ 山楂+芹菜 ▶ 补血，消食，通便 ◯ 山楂+鸡肉 ▶ 促进蛋白质的吸收
食用禁忌	①脾胃虚弱者慎用。 ②胃酸过多者及有吞酸、吐酸者及胃溃疡患者慎用。
保护血管的功效	山楂含三苦类和黄酮类成分，具有加强和调节心肌、增强心脏收缩幅度及冠状动脉血流量的作用，还能起到降低血清中的胆固醇、软化血管、利尿和镇静的作用，对老年人心脏病有一定的疗效。
养生保健用法	①煮汤。取山楂、决明子各适量，洗净放入锅中，加水煎煮，即可食用。本品有降低血压和血清胆固醇的功效，可用于高血压和高脂血症。 ②泡茶。将山楂、麦冬各20克洗净，用水煎30分钟，滤汁放凉后饮用。本品有健脾胃、生津液、止消渴作用。

推荐用法 山楂绿茶饮

● **材料** 山楂片25克，绿茶2克
● **调料** 蜂蜜适量
● **做法**
①山楂片洗净备用。
②将绿茶、山楂片入锅，加水500毫升，大火煮沸即可关火。
③滤去渣，留汁，待茶的温度低于60℃时，加入蜂蜜调匀即可。

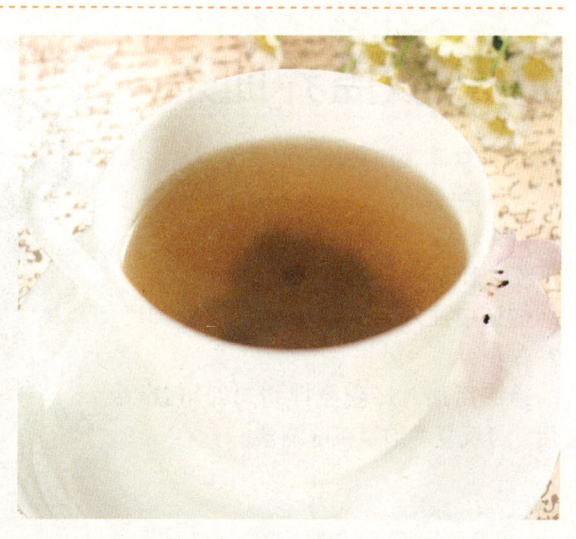

绞股蓝 【保健养生剂量 1~3克】

别名 七叶胆。
性味 性寒，味苦。
归经 归肺、脾、肾经。

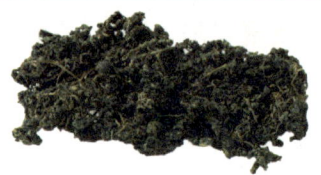

最佳搭配	◇绞股蓝+乌龟 ▶ 滋阴补肾 ◇绞股蓝+绿茶 ▶ 强身健体
食用禁忌	腹胀腹泻者不宜服用。
保护血管的功效	绞股蓝在降低心肌壁紧张、缓和脑血管及外周血管阻力的基础上，能增强心脑活力，加大冠状动脉流量，缓和动脉硬化，促使整体循环更加旺盛而流畅，对于预防心脑血管疾病有一定的作用。
养生保健用法	①煮粥。取绞股蓝、红枣各15克，粳米100克，红糖20克。绞股蓝、红枣、粳米洗净，处理好，加水煮粥，煮熟后加红糖拌匀即可。此粥有清热平肝、补虚降压的功效。 ②煎汤。将绞股蓝15克、槐花10克洗净，加水煎煮，去渣取汁，加入蜂蜜20克拌匀即成。本品有清热解毒、平肝降压的功效。

推荐用法 绞股蓝养血茶

● **材料** 绞股蓝15克，沸水适量
● **调料** 蜂蜜1勺
● **做法**

① 绞股蓝洗净，放入杯中。
② 往杯中注入沸水，加盖焖10分钟左右。
③ 待凉后加入蜂蜜搅拌均匀即可饮用，可反复冲泡至茶味渐淡。

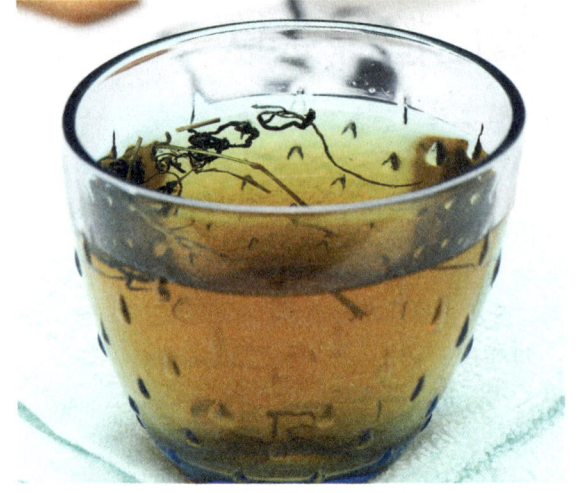

薤白 【保健养生剂量 5~10克】

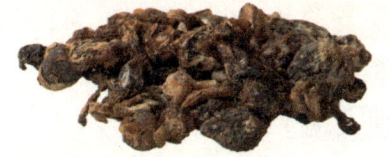

别名 野蒜、小独蒜、薤白头。
性味 性温，味辛、苦。
归经 归肺、心、胃、大肠经。

最佳搭配	◯ 薤白+鸡蛋 ▶ 辛香开胃 ◯ 薤白+人参 ▶ 益气和中	
食用禁忌	①气虚者、阴虚发热者不宜服用。 ②本品服用过多会对胃黏膜有刺激作用，故溃疡患者不宜久用。	
保护血管的功效	薤白具有保护血管内皮免受损伤的作用。其含有大蒜辣素，其主要成分为硫化丙烯，具有降脂作用，且性味辛温，能温阳散结，可用来治疗高胆固醇和高脂血症。	
养生保健用法	①煮粥。将人参10克洗净打碎，加水用小火煎汤，然后加入洗净的小米50克煮粥，粥将成时下鸡蛋清及洗净的薤白12克，煮熟即可。本品有益气和中、豁痰通阳的功效，可用于脑卒中后遗症。 ②泡酒。取黄酒适量。将薤白、三七、玉参、桂枝各10克洗净，取水煎取汁，去渣，兑入黄酒适量混匀煮沸饮服，每日1~2次。本品有温阳、活血止痛的作用，可用于冠心病、心绞痛。	

 推荐药膳 ## 田七薤白鸡肉汤

● **材料** 鸡肉350克，枸杞子20克，田七、薤白各少许
● **调料** 盐3克
● **做法**

①鸡肉洗净焯水；田七洗净，切片；薤白洗净，切碎；枸杞子洗净，浸泡。
②将鸡肉、田七、薤白、枸杞子放入锅中，加适量清水，用小火慢煲2小时。
③加盐调味即可食用。

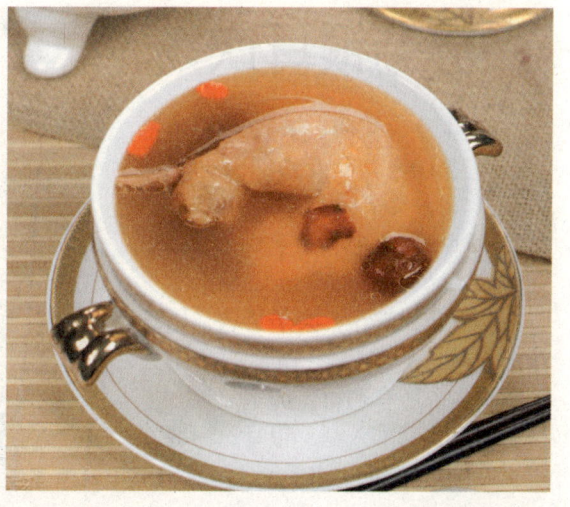

赤芍 【保健养生剂量 6~12克】

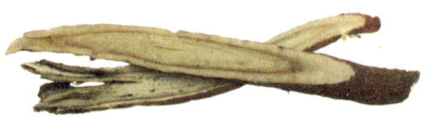

别名 木芍药、红芍药、臭牡丹根。
性味 性微寒，味苦。
归经 归肝经。

最佳搭配	✓ 赤芍+槟榔 ▶ 活血化瘀 ✓ 赤芍+甘草 ▶ 可用于急性乳腺炎的食疗方 ✓ 赤芍+黄柏 ▶ 清热活血
食用禁忌	①血虚者慎服。 ②不能与藜芦同食。 ③闭经者禁服。
保护血管的功效	赤芍能显著延长血小板和血栓的形成时间，对高黏滞血的冠心病患者有改善血液流变性的作用；同时能使增高的血小板表面活性和聚集性明显降低，有止血、保护血管的功效，适宜心脑血管疾病患者服用。
养生保健用法	①煮汤。将生鱼1条、赤芍10克、甘草15克洗净，处理好后一同放入锅中，炖30分钟即成。此汤有清热凉血、散瘀止痛的功效。 ②研末。将赤芍、杏仁、白芷、白僵蚕各适量一同洗净研末，加水调成糊状，用其敷面，有美白祛斑的功效。

推荐药膳 赤芍银耳饮

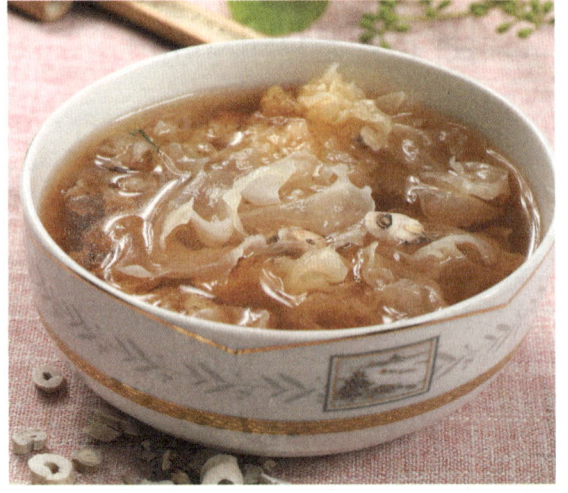

● **材料** 赤芍、柴胡、黄芩、夏枯草各10克，牡丹皮8克，玄参8克，梨子1个，银耳300克
● **调料** 白糖120克
● **做法**
①将所有药材洗净，梨子切块，银耳撕成小朵。
②锅中加入所有药材，加水熬汁。
③去渣取汁后加入梨、银耳、白糖，煮至熟即可。